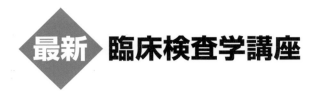

最新 臨床検査学講座

医療安全管理学

第2版

編 集
諏 訪 部 章
高 木 　 康
松 本 哲 哉

JN003013

医歯薬出版株式会社

「最新臨床検査学講座」の刊行にあたって

　1958年に衛生検査技師法が制定され，その教育の場からの強い要望に応えて刊行されたのが「衛生検査技術講座」であります．その後，法改正およびカリキュラム改正などに伴い，「臨床検査講座」(1972)，さらに「新編臨床検査講座」(1987)，「新訂臨床検査講座」(1996)と，その内容とかたちを変えながら改訂・増刷を重ねてまいりました．

　2000年4月より，新しいカリキュラムのもとで，新しい臨床検査技師教育が行われることとなり，その眼目である"大綱化"によって，各学校での弾力的な運用が要求され，またそれが可能となりました．「基礎分野」「専門基礎分野」「専門分野」という教育内容とその目標とするところは，従前とかなり異なったものになりました．そこで弊社では，この機に「臨床検査学講座」を刊行することといたしました．臨床検査技師という医療職の重要性がますます高まるなかで，"技術"の修得とそれを応用する力の醸成，および"学"としての構築を目指して，教育内容に沿ったかたちで有機的な講義が行えるよう留意いたしました．

　その後，ガイドラインが改定されればその内容を取り込みながら版を重ねてまいりましたが，2013年に「国家試験出題基準平成27年版」が発表されたことにあわせて紙面を刷新した「最新臨床検査学講座」を刊行することといたしました．新シリーズ刊行にあたりましては，臨床検査学および臨床検査技師教育に造詣の深い山藤　賢先生，高木　康先生，奈良信雄先生，三村邦裕先生，和田隆志先生を編集顧問に迎え，シリーズ全体の構想と編集方針の策定にご協力いただきました．各巻の編者，執筆者にはこれまでの「臨床検査学講座」の構成・内容を踏襲しつつ，最近の医学医療，臨床検査の進歩を取り入れることをお願いしました．

　本シリーズが国家試験出題の基本図書として，多くの学校で採用されてきました実績に鑑みまして，ガイドライン項目はかならず包含し，国家試験受験の知識を安心して習得できることを企図しました．国家試験に必要な知識は本文に，プラスアルファの内容は側注で紹介しています．また，読者の方々に理解されやすい，より使いやすい，より見やすい教科書となるような紙面構成を目指しました．本「最新臨床検査学講座」により臨床検査技師として習得しておくべき知識を，確実に，効率的に獲得することに寄与できましたら本シリーズの目的が達せられたと考えます．

　各巻テキストにつきまして，多くの方がたからのご意見，ご叱正を賜れば幸甚に存じます．

2015年春

医歯薬出版株式会社

第2版の序

　近年の医療の進歩や高度化・専門化により，医療現場における臨床検査技師の役割は大きく変化している．これまでは，検査室に届いた血液や尿などの検体を分析し，臨床医に結果を報告することが主な役割であった．また生体検査（生理検査）においても，臨床検査技師の役割は検査室に訪れた患者に心電図や超音波などの検査を行い，その結果を解析して臨床医に報告することであった．しかし最近では，検体検査部門の臨床検査技師でも採血や微生物検査検体の採取，生体検査（生理検査）部門においても病棟や手術室への出向検査など，検査室のみならず患者のいる外来や病棟の現場での検査業務を行う機会が増えている．

　この背景には，2019年に施行された「働き方改革関連法」の影響がある．残業時間の短縮は医師にも例外なく適応されることになったが，従来型の医師の業務形態のままでは，目標の残業時間を達成することは困難である．その実現のために，多職種連携により医師の業務を分担し負担を減らしていこうというのが「タスク・シフト／シェア」の概念である．これを受けて，第204回通常国会において，「良質かつ適切な医療を効率的に提供する体制の確保を推進するための医療法等の一部を改正する法律（令和3年法律第49号）」が成立し，臨床検査技師等に関する法律の一部が改正され，2021年10月から施行されることになった．

　臨床検査技師の業務範囲拡大は，医療現場における臨床検査技師の地位を高めるという利点はあるものの，十分な知識や手技を備えないまま業務を行ったのでは，患者の安全確保という観点からきわめて危険を伴う．その意味で，本書「医療安全管理学」の第2版では，改訂された臨床検査技師学校養成所指定規則に則り，タスク・シフト／シェアにより拡大した臨床検査技師の業務について詳しく解説している．ただし，検体採取やタスク・シフト／シェアによる新業務の具体的手技については，医歯薬出版HP（https://www.ishiyaku.co.jp/ebooks/srkkbs/）で公開し，本書では「医療安全管理」について学ぶ教科書という位置づけを明確にした．また，業務範囲拡大に伴い重要性を増す「医療倫理」や「法的知識と責任範囲」の内容も新しく追加された．さらには，第4章「感染対策」では，2019年末から世界的な大流行を引き起こした新型コロナウイルス感染症に関する内容を追加している．

　本書が，これから臨床検査技師として医療現場で働こうとする学生諸子にとって，臨床検査のプロとしての業務に軸足を置きながらも，多職種と密に連携し幅広い活躍が行える医療総合職として活躍できるようになるためのバイブルになることを祈ってやまない．

2023年1月

著者を代表して　諏訪部　章

序

　昨今の医療の進歩や専門化により，医療現場における臨床検査技師（技師）の役割は大きく変化している．これまでは，検査室に届いた血液や尿などの検体を分析し臨床医に結果を報告することが主であった．また生体検査（生理検査）においても，技師の役割は検査室を訪れた患者に心電図や超音波などの検査を行い，その結果を解析して臨床医に報告することであった．しかし最近では，検体検査部門の技師でも採血や微生物検査検体の採取，生体検査（生理検査）部門においても病棟や手術室への出向検査など，検査室のみではなく患者のいる外来や病棟の現場での検査業務への要望が増している．

　従来型の医師中心の医療に対し，安全で安心な医療に対する患者の要望や，健康に対する国民の意識の高まりは，医師の業務を爆発的に増加させている．1つの検査，1つの処置・処方に対して患者への十分な説明が要求され，同意取得が必要になる傾向がある．入院，手術，退院の際にも患者への書面による説明が必要とされる．また，院内感染や医療事故は病院の信頼にかかわることから，どの病院でも感染対策委員会や医療安全対策委員会が開催され，診療以外での負担が大きくなっている．すでに医師1人ですべての業務をこなすことは限界であり，医師の病院離れが起こり，医師不足が深刻化している地域もある．

　これに対し，国（厚生労働省）は医師の負担軽減を目的としてチーム医療推進会議（平成22年5月12日〜，委員長に永井良三氏）を立ち上げ，医師でなくても可能な業務は，医師以外の医療専門職が役割を分担することを推進している．平成27年4月からの臨床検査技師による検体採取業務（微生物学的検査）の拡大，生理機能検査項目（味覚・嗅覚検査）の追加は，この流れを受けている．さらに技師による検査説明・相談に対する要望も高まっている．このように，技師はチーム医療の一員としてますます重要な位置を占めるようになっている．

　チーム医療の原点は患者中心の医療の実現にある．すなわち，技師もチーム医療を実践することでおのずと患者と接する機会が増える．これまでの技師は，どちらかというと患者と接するのは苦手だが，手先が器用なので検査室での検査業務に向いている人間が多い傾向があった．しかし，今後は技師も積極的に患者と接することが求められるので，根本的な意識改革が必要になる．患者と接するには接遇やコミュニケーションのスキルが求められ，こうした教育や研修も必要になる．

　チーム医療の実践によって，患者の顔が見える医療が展開され，医療人としての喜びと充実が実感できるようになるであろう．それは，検査室にこもって検査結果を報告するだけでは決して得られるものではない．その意味でチーム医療は，専門医療職として臨床検査技師を志した人間にとって，まさに千載一遇のチャンスである．本書が，技師がチーム医療を実践して行くうえでの道標となることを願ってやまない．

2016年2月

著者を代表して　諏訪部　章

● 編　集

諏訪部　章 <small>すわべ　あきら</small>
岩手医科大学教授（医学部臨床検査医学・感染症学講座）
岩手医科大学附属病院中央臨床検査部部長兼任

高木　康 <small>たかぎ　やすし</small>
昭和大学名誉教授

松本　哲哉 <small>まつもと　てつや</small>
国際医療福祉大学主任教授（医学部感染症学講座）
国際医療福祉大学成田病院感染制御部部長兼任

● 執筆者（50音順）

五十嵐雅彦 <small>いがらしまさひこ</small>
公立高畠病院内科医長

石山由紀子 <small>いしやまゆきこ</small>
山形市立病院済生館糖尿病・内分泌内科
（兼）地域糖尿病センター副看護師長

大西　健児 <small>おおにし　けんじ</small>
鈴鹿医療科学大学教授（保健衛生学部救急救命学科）

大西　宏明 <small>おおにし　ひろあき</small>
杏林大学教授（医学部臨床検査医学教室）

叶内　匡 <small>かのうち　ただし</small>
東京医科歯科大学大学院講師（臨床検査医学分野）

小宮　幸作 <small>こみや　こうさく</small>
大分大学准教授（医学部呼吸器・感染症内科学講座）

鈴木　丈夫 <small>すずき　たけお</small>
東京逓信病院放射線科

諏訪部　章 <small>すわべ　あきら</small>
（前掲）

高橋　賢治 <small>たかはし　けんじ</small>
登米市立登米市民病院内科副科長

東　克巳 <small>ひがし　かつみ</small>
元杏林大学教授（保健学部臨床検査技術学科, 医学部臨床検査医学講座兼担），
杏林大学大学院教授（保健学研究科臨床検査・生命科学分野）

蒔田　覚 <small>まきた　さとる</small>
蒔田法律事務所

松本　哲哉 <small>まつもと　てつや</small>
（前掲）

松本　啓志 <small>まつもと　ひろし</small>
川崎医科大学准教授（消化器内科学）

味村　俊樹 <small>みむら　としき</small>
自治医科大学教授（外科学講座消化器一般移植外科学部門）

矢野　寿一 <small>やの　ひさかず</small>
奈良県立医科大学教授（微生物感染症学講座）

山﨑　聡子 <small>やまさき　さとこ</small>
杏林大学（医学部臨床検査医学教室）

横崎　典哉 <small>よこざき　みちや</small>
元広島大学病院検査部部長・准教授

渡辺　晋一 <small>わたなべ　しんいち</small>
帝京大学医学部名誉教授
帝京大学医真菌研究センター非常勤講師

最新臨床検査学講座［別冊 PDF］

各部位からの検体採取（第 5 章 B-2），タスク・シフト／シェア（第 5 章 C）については，
業務の概要・医療安全上の注意事項等を本書で，解剖や手技等を別冊 PDF で解説しています．
別冊 PDF は，下記の URL または QR コードからご参照ください．
https://www.ishiyaku.co.jp/ebooks/srkkbs/

●執筆分担

第 1 章	諏訪部 章	B-2c	渡辺晋一
第 2 章	横崎典哉	B-2d	松本啓志
第 3 章 Ⅰ～Ⅴ	諏訪部 章	B-2e	大西健児
Ⅵ	蒔田 覚	C-1	山﨑聡子・大西宏明
第 4 章	松本哲哉	C-2	山﨑聡子・大西宏明
第 5 章 A	諏訪部 章	C-3	叶内 匡
B-1	東 克巳	C-4	鈴木丈夫
B-2a	矢野寿一	C-5	味村俊樹
B-2b	小宮幸作	C-6	五十嵐雅彦・髙橋賢治・石山由紀子

側注マークの見方 国家試験に必要な知識は本文に，プラスアルファの内容は側注で紹介しています．
■ 用語解説 ◉ 関連事項 ⬤ トピックス

第1章 臨床検査技師と患者とのかかわり

Ⅰ 臨床検査技師と患者とのかかわり

　臨床検査は大きく検体検査と生体検査(生理検査)に分けることができる．従来，検体検査は検査室における分析や結果報告が主な業務であり，臨床検査技師と患者のかかわりといえば心電図検査，超音波検査，呼吸機能検査など生体検査（生理検査）の領域が中心であった．しかし，検体検査部門配属の臨床検査技師でも，採血のほか，2015 年（平成 27 年）4 月から微生物学的検査の**検体採取**が可能になり，また 2021 年（令和 3 年）10 月からこれまで医師が行ってきた業務の一部が**タスク・シフト／シェア**として行えるようになったことから，患者と接する機会が増えている．さらに，**チーム医療**の実践が要求され，病棟や救急外来での検査業務に臨床検査技師がかかわる病院も増えていることから，今後は臨床検査技師がさまざまな状況で患者とかかわる機会が増えることが予想される．

検体採取やタスク・シフト／シェアの詳細については第 5 章を参照．

　患者とのかかわりとは，人と人とのかかわりであるので，相手を不快にさせず検査を受けてもらうためには，**接遇・コミュニケーションスキル**が必要になる．すなわち，検査の実施だけでなく，検査前・検査中・検査後の丁寧な説明が求められる．また，検査に関する過誤やトラブルが起きてしまった場合に，被害を最小限に抑え，再発を予防するために，**医療安全**に対する十分な理解と実践が必要になる．

Ⅱ 接遇・コミュニケーションスキル

　患者中心で安心・安全な医療を提供するには，検査に関する十分な説明が必要になる．そのためには，患者と接するうえでの接遇・コミュニケーションのスキルが必要になる．患者と臨床検査技師との間に十分な信頼関係が構築されなければ，患者は安心して検査を受けることができなくなり，検査に非協力的になる．卒前教育の現場では，臨床検査に関する講義や実習に時間が割かれるため，接遇・コミュニケーションのスキルを十分に身に付けるには限界があり，多くは検査現場で実践的に経験を積んでいくしかない．マナー講師などを招いた研修会を開催する施設が増えている．

　検査室での日常業務において，接遇・コミュニケーションスキルが重要な役割を果たす場面や状況は，次のとおりである．

1 挨拶と声掛け

挨拶は接遇・コミュニケーションスキルの基本である．検査室で対応する患者への挨拶はもちろん，院内の廊下ですれ違った患者にも病院職員として「こんにちは」「お大事になさってください」などと適宜声掛けする．こうした基本的な対応が，患者の安心感・信頼感を醸成し，病院の評判を向上させることに貢献していることはいうまでもない．

2 電話対応

検査室には，外来，病棟，事務などから電話などで頻回に検査に関する問い合わせがある．この際に，「はい，○○検査室の△△です」と部署と氏名を名乗ることが重要である．さらに，電話を切る際には，「□□の件については，○○検査室の△△が承りました」と念を押すとよい．依頼された用件に対して対応者として氏名を名乗り**責任の所在**を明らかにすることは，相手によい印象を与えるだけでなく，医療安全上も重要である．

3 検査時の対応

接遇・コミュニケーションスキルが必要になるのは，主として生体検査（生理検査）であるが，検体検査部門においても患者と接する採血や検査検体の採取時に必要になる．また，後述のチーム医療の実践においても，これらのスキルが必要になる．

まず，患者に挨拶をし，「臨床検査技師の○○と申します」と身分と氏名を名乗る．次に，患者確認のために氏名を名乗ってもらい，手元の検査指示書などに記載された患者情報と照合する．その際，相手が情報を提供してくれたことに対し，必ず「ありがとうございます」などとお礼の意を表す．検査の説明の前に，「今日は天気が良いですね」などのように，検査と直接関係ない話題によって患者の不安な気持ちを和らげるような配慮（**アイス・ブレイキング**）も，場面によっては必要である．また，検査説明開始前には，「途中わからないことがあればいつでも聞いてください」などと伝え，質問しやすい雰囲気を作る．検査の説明中は，適宜相手と目を合わせ（**アイ・コンタクト**），表情を観察する．相手がうなずいて聞いていれば説明を続け，首を傾げていたら「今までの説明でおわかりですか」のように適宜確認しながら説明を続ける．説明が一通り終わったら，疑問点や不明な点がないか再度確認して，生体検査（生理検査）や検体採取を行う．検査中または検体採取中は，適宜声掛けし患者の状態を伺う．検査がどの段階にあるかを適宜伝えることで，患者も見通しがついて安心できる．検査や検体採取の終了に際しては，「終わりました．お疲れ様でした」と検査の終了を告げ，労いの言葉をかける．最後に，再度患者の状態を確認することはいうまでもない．検査や検体採取がうまくいったかどうか，検査結果が出るまでどのくらい時間がかかるかなども伝えておくとよい．検査や検体採取がうまくいかなかったり，検査結果が出るまでに時間がかかったりする場合は，

「申し訳ありませんが…」のように遺憾の意を表す.

4 苦情（クレーム）対応

　臨床検査に関する**苦情（クレーム）**は，患者からばかりではなく，医療従事者（医師や看護師など）からも寄せられる．患者からの苦情（クレーム）としては，採血時に何度も刺した，生体検査（生理検査）に時間がかかり過ぎたなどの事例があり，医療従事者からの苦情（クレーム）としては，検査結果報告が遅い，検体を紛失したなどの事例がある．

　血管が見えにくく何度か穿刺を繰り返してしまい，その後，手先にしびれが残ったと苦情（クレーム）を訴えてきた場合の対応例を示す．

＊　　　＊　　　＊

患者　「午前中の採血で何度も刺されたので，手先がしびれているのですが…」

臨床検査技師　「それは大変失礼しました．採血後にしびれがあってまだ続いているのですね」（お詫び，心情理解）

患者　「はい，午前中よりは少しは良くなっているようですが，しびれがまだ残っています」

臨床検査技師　「血管が細く見えにくかったので何度か刺してしまったことが原因と思われます．手先へのしびれを確認したつもりでしたが，不十分であったようです．申し訳ありませんでした」（原因・事実確認，お詫び）

患者　「いつも血管が見えにくいと言われています」

臨床検査技師　「そうだったのですね．もし症状が残ってお辛いようでしたら，当院の神経内科の医師に診察を依頼したいと思いますが，いかがいたしましょうか」（代替案・解決策の提示）

患者　「いえ，もう少し様子をみて，しびれが消えないようなら受診したいと思います」

臨床検査技師　「わかりました．私は担当の臨床検査技師の○○と申します．受診が必要な際は，再度ご相談ください．この度は大変辛い思いをさせて申し訳ありませんでした．どうかお大事になさってください」（再度のお詫び）

＊　　　＊　　　＊

　患者や医療従事者の怒りに触れた時，臨床検査技師は怖さを感じ，萎縮して何も言わないか，早く逃れようとその場しのぎの解決策を提示してしまいがちである．しかし，このような心情理解のステップがないと，相手の気持ちが収まらず，苦情（クレーム）が大きくなってしまうおそれがある．この例で，いきなり「しびれが残っているなら神経内科を受診ください」と伝えてしまったら，患者はどのように反応を変化させたであろうか．

　苦情（クレーム）対応をする際には，施設（病院）ごとに決められた手順を

守る必要がある．それでも対応が困難な場合は，直属の上司や所属長に相談して組織的に対応する．また，苦情（クレーム）は妥当な場合と不当な場合とがある．不当な場合の苦情（クレーム）への対応は長時間に及び頻回になる傾向があり，当事者が疲弊するばかりでなく，他の患者への迷惑にもなることから，時に毅然とした（警察への通報も辞さない）対応が必要になることもある．その際は個人での対応を避け，医療相談室など専門部署に相談し，組織的に対応することが必要である．

Ⅲ 臨床検査技師による検査説明

　検体採取時や生体検査（生理検査）時には，臨床検査技師による検査の説明が必要になる．検査の説明は，検査の事前説明，検査中の説明，検査後の説明に分けられる．

1 検査の事前説明

　まず患者に自己紹介（氏名や臨床検査技師の身分など）を行い，時候の挨拶などにより患者の緊張を和らげる（アイス・ブレイキング）．次に，これから行う検査の内容（検査の目的，流れ，所用時間，苦痛の有無など），検査中の注意点，起こりうる不測の事態などを十分に説明する．この際，検査者によって説明内容に差が出ないように，共通の説明資料を作成しておくとよい．一通り説明した後に，患者から検査に関して質問がないか，不安な点はないかを確認する．

2 検査中の説明

　検査中には検査者が患者に適宜声掛けし，検査の進捗状況を伝え，患者の状態を把握する必要がある．特に，患者の努力を要する呼吸機能検査や苦痛を伴う負荷心電図試験などでは重要である．この声掛けにより患者の不安は解消され，検査に協力的になり，信頼できる検査結果が得られるようになる．また，検査中の不測の事態に早めに気が付き，迅速な対応が可能になる．

3 検査の事後説明

　検査が終了したことを患者に伝え，労をねぎらう．検査中に特に問題はなかったかを確認する．検査がうまくできたときはその旨を伝え，できなかったときはその理由を説明し再度検査を行うこともある．その際，患者の状態をよく観察し，再検査を行うことが無理と判断した場合には主治医に報告し，判断を仰ぐ．医師と相談し検査中止の基準を作っておくとよい．特に，採血や検査検体の採取では，目的の検査に適さない検体と判断した場合は，その場で再採取を行うこともあるので，患者にその理由を説明し，協力をお願いする．

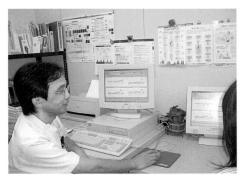

写真 1-1　検査説明・相談の実践例
臨床検査技師が電子カルテを見ながら患者に検査結果
の説明を行っている様子.

4　検査結果の説明

　生体検査（生理検査）などはその場で結果が出るので，患者がすぐにその結果を知りたいと思う場合や，医師には聞きづらいことでも検査に詳しい臨床検査技師から説明を聞いた方がわかりやすいという場合もある．こうした背景を受け，最近は，多忙な医師に代わって，臨床検査技師が検査結果を患者に説明する施設も増えている（**写真 1-1**）．ただし，いずれも医師の指示・了解のもとに行われるべきである．また，検査結果をもとにした診断的内容を伝えるのではなく，検査に異常がなかった場合はその旨を，検査に異常を認めた場合は，その異常から推測される一般的な原因や病態の説明にとどめる．臨床検査は日常診療において**客観的証拠（evidence）**であり，疾患の診断や予後の判定において重要な位置を占めるものの，あくまで診療の一部であり，検査結果だけによって判断されるものではない．したがって，診断や予後にかかわる詳細については改めて主治医に説明を求めるべきであることを伝える．

Ⅳ　チーム医療への臨床検査技師のかかわり

　チーム医療とは，従来の医師中心の医療業務を，さまざまな**医療従事者（メディカル・スタッフ）**がお互い対等に連携・分担し，それぞれの高度で専門的な知識と技術を活かし，患者中心の医療を実現しようとする医療環境モデルの一つである．チーム医療は，その実践によって，医療の質と患者の生活の質（QOL）が向上することから，安心・安全・良質な医療サービスを提供するためのキーワードととらえられる．

QOL：quality of life

　チーム医療にはさまざまな医療従事者がかかわるが，医師以外の医療従事者を「コ・メディカル・スタッフ」と称することがある．しかし，これは医師と医師以外の医療従事者を区別している点で，従来型の医師中心の医療を象徴しているといえよう．**チーム医療の中心は患者**であり，医師はチーム医療のリーダー的存在ではあるが，決して中心に位置するわけではなく，チーム医療の一

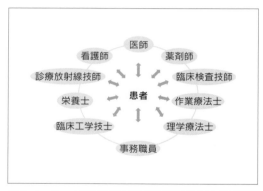

図 1-1 チーム医療における医療従事者と患者の関係

員としてとらえるべきである（**図 1-1**）．その意味で，臨床検査技師を含む医療専門職は，全員がその一員としての自覚をもって主体的にチーム医療を実践する必要がある．特に臨床検査は扱う業務が多岐にわたり医療全体をカバーすることから，臨床検査技師はさまざまなチーム医療に関与することが可能であり，その意味で臨床検査技師がチーム医療に果たす役割は限りなく大きい．

　また，それぞれの領域で取得できる**専門資格**も充実してきており，臨床検査技師もチーム医療にかかわるうえで，積極的により専門性の高い資格の取得を心がけるべきである．

1　ICT（感染制御チーム）

　院内（病院）感染対策としての感染制御チーム（infection control team；ICT）活動は，チーム医療の草分けとして早くから医師，看護師，臨床検査技師，薬剤師，事務職員など多職種の協力で行われてきた．ICT における検査部門の役割として，院内感染事例や感染防止対策の実態を把握するための ICT ラウンドへの参加，微生物の分離状況や薬剤感受性などの疫学的統計の作成・分析，院内感染の感染経路把握のための調査（環境調査，保菌調査，分子疫学的解析など）などがあげられる．また，微生物の分離状況から院内感染の発生を発見することや，微生物学の専門家として，他職種への教育・啓発を行うことも期待される．臨床検査技師の ICT 関連の専門資格として，感染症関連 7 団体が運用する**感染制御認定臨床微生物検査技師（ICMT）**がある．

2　AST（抗菌薬適正使用支援チーム）

　ICT と関連して，抗菌薬適正使用支援チーム（antimicrobial stewardship team；AST）がある．これは，薬剤耐性（AMR）対策の推進，特に抗菌薬の適正使用推進の観点から，感染症の知識をもつ医師，看護師，薬剤師，臨床検査技師などで構成されるチームである．活動としては，感染症治療の早期モニタリングと主治医へのフィードバック，微生物検査・臨床検査の利用の適正化，抗菌薬適正使用に係る評価，抗菌薬適正使用の教育・啓発，院内で使用可能な

 感染症関連 7 団体
日本臨床微生物学会，日本臨床衛生検査技師会，日本臨床検査医学会，日本臨床検査同学院，日本感染症学会，日本化学療法学会，日本環境感染学会．

 ICMT（infection control microbiological technologist）
感染制御医師（ICD），感染制御看護師（ICN）などと協調して質の高い効果的な感染制御を国民に提供することを目的として認定される臨床検査技師．申請には，①書類申請時に認定臨床微生物検査技師（CMTCM）であること，②医療関連の感染制御に関する活動実績があること，③所属施設長の推薦があること，④感染制御に関する研修プログラムに参加し，30 研修単位以上を取得していること，などが要求される．

AMR：antimicrobial resistance

抗菌薬の見直し，他の医療機関から寄せられる抗菌薬適正使用の推進に関する相談への対応など，さまざまな抗菌薬適正使用支援を行う．

3　NST（栄養サポートチーム）

栄養サポートチーム（nutrition support team；NST）は，医師，看護師，臨床検査技師，管理栄養士，薬剤師，理学療法士，事務職員などから構成され，患者の栄養不良のスクリーニング，栄養状態の評価（アセスメント），栄養療法の立案・計画，栄養療法の実施，実施中のモニタリング，再評価を行う．ICTと同様，栄養管理上問題となる患者を回診するNSTラウンドに参加することもある．いずれのプロセスにおいても，栄養評価としての臨床検査（アルブミンやリンパ球数，RTPの測定など）は欠かせない．臨床検査技師がNSTにおいて活動するには，検査領域にとどまらず栄養管理における一連の業務を理解したうえで，専門性を発揮することが重要である．NSTに関連する学会認定資格として，日本臨床栄養代謝学会（旧・日本静脈経腸栄養学会）認定の**栄養サポートチーム（NST）専門療法士**と，日本病態栄養学会認定の**栄養サポートチーム（NST）コーディネーター**がある．

4　糖尿病療養指導チーム

糖尿病は初期段階ではほとんど自覚症状がなく，放置すると神経障害，腎症，網膜症などの合併症を引き起こし，生活の質（QOL）の著しい低下をきたす．したがって，血糖やHbA1cなどによる病状評価が重要で，「検査の病気」ともいわれるほど臨床検査が重要な疾患である．

糖尿病の進展防止には，患者の検査に関する理解が必須である．**糖尿病教室**などにおける患者指導では，医師，看護師，臨床検査技師，管理栄養士，理学療法士，薬剤師など多くの医療職が連携して患者指導にあたる．臨床検査技師は，患者に対し検査の意味や意義，血糖モニタリングの方法や機器のメンテナンス方法などを説明する際に，重要な役割を果たす．糖尿病療養指導に関連する専門資格としては，日本糖尿病療養指導士認定機構が認定する**日本糖尿病療養指導士（CDEJ）**などがある．

5　臨床研究支援チーム

臨床研究とはヒトを対象とする医学研究であり，個人を特定できるヒト由来の材料や，個人を特定できるデータに関する研究などが含まれる．臨床試験は臨床研究の一部であり，ヒトを対象として医学的介入の有効性や安全性を調べる実験的研究のことである．治験とは医薬品，医療機器および体外診断用医薬品の承認申請に必要な資料を収集する臨床試験を意味する．臨床研究には医師のほか，看護師，薬剤師，臨床検査技師，（管理）栄養士などがかかわり，**臨床研究コーディネーター（CRC）**と称される．臨床研究における臨床検査技師のかかわりは，被験者への**インフォームド・コンセント**に始まり，採血・検体処

RTP：rapid turnover protein

CDEJ（certified diabetes educator of Japan）
糖尿病治療にもっとも大切な自己管理（療養）を患者に指導する医療スタッフ．高度で幅広い専門知識をもち，患者の糖尿病セルフケアを支援する．この資格は，糖尿病とその療養指導全般に関する正しい知識をもち，医師の指示のもとで患者に療養指導を行うことのできる豊富な経験を有し，試験に合格した看護師，管理栄養士，薬剤師，臨床検査技師，理学療法士などに与えられる．

CRC：clinical research coordinator

インフォームド・コンセント
医療行為（投薬・手術・検査など）や治験などの対象者（患者や被験者）が，治療や臨床試験・治験の内容についてよく説明を受け十分理解したうえで（informed），対象者が自らの自由意思に基づいて医療従事者と方針において合意する（consent）ことである．単なる「同意」だけでなく，説明を受けたうえで治療を拒否することも含まれる．

表 1-1　主なチーム医療の内容と関連する専門資格

名　称	臨床検査技師以外の医療職	臨床検査技師の役割	関連する専門資格
ICT	医師，看護師，薬剤師，事務職員など	院内感染事例や感染防止対策の実態を把握するためのICTラウンドへの参加，微生物の分離状況や薬剤感受性などの疫学的統計の作成・分析，院内感染の感染経路把握のための調査（環境調査，保菌調査，分子疫学的解析など）など	ICMT，CMTCMなど
AST	医師，看護師，薬剤師，事務職員など	感染症治療の早期モニタリングと主治医へのフィードバック，微生物検査・臨床検査の利用の適正化，抗菌薬適正使用に係る評価，抗菌薬適正使用の教育・啓発，院内で使用可能な抗菌薬の見直し，他の医療機関から寄せられる抗菌薬適正使用の推進に関する相談への対応など	ICMT，CMTCMなど
NST	医師，看護師，管理栄養士，薬剤師，理学療法士，事務職員など	患者の栄養不良のスクリーニング，栄養状態の評価（アセスメント），栄養療法の立案・計画，栄養療法の実施，実施中のモニタリング，再評価など	NST専門療法士，NSTコーディネーター
糖尿病療養指導チーム	医師，看護師，管理栄養士，理学療法士，薬剤師など	糖尿病関連諸検査の意味や意義の説明，血糖モニタリング方法や機器メンテナンス方法の指導など	CDEJ
臨床研究支援チーム	医師，看護師，薬剤師，（管理）栄養士など	被験者からのインフォームド・コンセント取得，治験担当医師の支援，治験依頼者側との対応（モニタリングと監査），全体のコーディネーションなど	認定CRC

理・保管，検査データの管理など非常に重要である．日本における認定制度としては日本臨床薬理学会による認定CRC制度などがあるほか，ACRPなどの国際的な認定制度もある．

ACRP：Association of Clinical Research Professionals

6　その他のチーム医療

　臨床検査技師がかかわるチーム医療はその他にも，呼吸ケアチーム（RST，人工呼吸器に接続された患者の早期離脱に向けた専門的アドバイスなど），肝臓病教室（肝臓疾患患者や家族に肝機能検査結果の読み方などを説明），喘息教室（喘息患者や家族に呼吸機能検査やピークフローメータの使用方法を説明），褥瘡対策チーム，乳がんチーム，遺伝子カウンセリング，病棟担当臨床検査技師，救急検査担当臨床検査技師など数多くある．**表1-1**に主なチーム医療，関係職種，臨床検査技師の役割，関連する専門資格などを一覧として示す．施設の状況に応じたチーム医療の実践が望まれる．

RST：respiratory support team

Ⓥ その他

　チーム医療にかかわることで患者の個人情報に接する機会が増えるが，個人情報は厳密に守られなければならない（**守秘義務**）．業務上知り得た患者情報を他人に漏らしてはならない．また，個人情報が記録された紙媒体や電子媒体の管理にも，細心の注意を払う必要がある．

第2章 医療倫理

I 総論

1 倫理と医療倫理

倫理というと遠いものにも感じられるが，倫理は人が人とのかかわりあいのなかで生きていくうえで必要なものであり，意識するにしろしないにしろ，日常的なものである．倫理とは「人として守るべき行いや道のこと」といわれる．また「善悪・正邪の判断において普遍的な基準（規範）となるもの」ともいわれる．これは，倫理の「倫」という字が訓読みで「たぐい（同類・仲間）」あるいは「みち（人同士のきちんとした関係・道筋）」とも読み，「理」という字が「ことわり」と読むことからも類推できる．倫理と似た言葉に道徳，モラル，マナーなどがある．これらの言葉の異同を調べ，自分自身で考えるだけでもとても多くのことを学ぶことができる．

少し難しい表現をすれば倫理とは，「社会が好ましいあり方で存続していくために必要な社会的要請」であり，社会の構成員が互いに要請し合っているものといえる．注意すべきは，一見対立した倫理であっても，双方をバランスよく判断し実践する必要がある場面が多々存在することである．たとえば「他人と同じようにしましょう」という考え方と「個人個人の考えを大事にしましょう」という考え方のバランスのとり方などである．この例から，倫理は法律とは異なることがわかるであろう．

医学・医療にかかわる倫理的問題を扱うことを，医療倫理という．具体的には**ヒポクラテスの誓い，患者の権利の尊重，ヘルシンキ宣言，インフォームド・コンセント，個人情報保護，医療者のコンプライアンス**，生殖医療，ヒトゲノム・遺伝子解析研究，臨床研究などが取り上げられる．なお「人生の最終段階における医療（終末期医療）」など，診療現場における倫理的問題に狭義の「医療倫理」という言葉が用いられることがある．これらの話題は臨床検査技師にとってやや遠いようにも思えるかもしれないが，医療従事者として身近に携わる場面もあり，知識と理解を深めておく必要がある．

2 検査の倫理規定

倫理規定とは，ある集団がその集団の行動を規律する倫理的規範のことをいい，法令だけではなく社会的常識をふまえた自己規範を意味する．その内容は倫理方針，倫理要綱，倫理綱領，倫理基準，行動規範などという形で表現され

人生の最終段階における医療（終末期医療）

厚生労働省は2015年（平成27年）3月，「終末期医療」を「人生の最終段階における医療」という表現に改め，同省ガイドラインの名称などを変更している．

狭義の「医療倫理」

必ずしもコンセンサスが得られているわけではないが，医学研究および医療にかかわる倫理的問題全体を表す広義の言葉として，「**医の倫理**」という言葉が用いられることがある．

表 2-1　日本臨床衛生検査技師会の倫理綱領

・会員は，臨床検査の担い手として，国民の医療及び公衆衛生の向上に貢献する．
・会員は，学術の研鑽に励み，高い専門性を維持することに努める．
・会員は，適切な臨床検査情報の提供と管理に努め，人権の尊重に徹する．
・会員は，医療人として，医療従事者相互の調和に努め，社会福祉に貢献する．
・会員は，組織人として，会の発展と豊かな人間性の涵養に努め，国民の信望を高める．

（日本臨床衛生検査技師会ホームページ https://www.jamt.or.jp/public/activity/rinri.html）

る．**表 2-1** に日本臨床衛生検査技師会の倫理綱領を示す．本倫理綱領について日本臨床衛生検査技師会は，「あらゆる場面における会員の行動指針であり，自己を振り返る際の基本となるもの」と述べている．本書を学ぶ諸君には，ぜひ心にとめておいていただきたい．

Ⅱ　各論

1　ヒポクラテスの誓い

　ヒポクラテスは，紀元前 5 世紀のギリシャの医師である．それまでの呪術的に行われていた医療から脱却し，健康と病気を自然の現象ととらえた科学に基づく医学の基礎を作ったことから「医学の祖」とよばれる．弟子たちが編纂した「ヒポクラテス全集」のなかで，医師の職業倫理について記されたものが「ヒポクラテスの誓い」である．全文は成書を参照していただきたい．

　一部の内容は現代に適さないものもあるが，現在でも医療倫理の根幹をなす事項もある．たとえば，「能力と判断の及ぶかぎり患者の利益になることを考え，危害を加えたり不正を行う目的で治療することはいたしません」「求められても，致死薬を与えることはせず，そういう助言もいたしません」「すべては患者の利益になることを考え，どんな意図的不正も害悪も加えません．特に，男と女，自由人と奴隷の如何を問わず，彼らの肉体に対して情欲をみたすことはいたしません」「治療のとき，または治療しないときも，人々の生活に関して見聞きすることで，およそ口外すべきでないものは，それを秘密事項と考え，口を閉ざすことにいたします」などであり，現代の臨床検査技師にも参考にできるところがある．

2　患者の権利の尊重

　ヒポクラテスの古来よりごく近年まで，医療は医療従事者から患者へ施すものであり，専門家である医療従事者が熟考して選択した検査や治療について，患者の意思や選択はあまり重要視されないという場面が多く認められた．わが国でこの状況に変化が認められたのは，1980 年代後半に「人生の最終段階における医療（終末期医療）」や「がんの告知」が一般社会で注目され，医学会ではヘルシンキ宣言に基づいた「臨床研究」が広まり始めたころからである．

　人生の最終段階における医療（終末期医療）のなかで「安楽死」の問題があ

パターナリズム（paternalism，家父長主義）
強い立場にある者（たとえば医師）が，弱い立場にある者（たとえば患者）の利益のためとして，本人の意思に反してでも行動に介入・干渉すること．古来行われてきた問答無用での医療行為については明らかに問題があるが，疾患や治療法に関する十分な情報を提供するだけではなく，それに対して専門家として最良と考えられる対応について伝えることは，患者の自主性を損なう誘導につながる可能性はあるものの，それも一つの重要な情報であるため，必ずしも害悪とはいえない面もあり，医療倫理における継続した課題である．

る．本人の意思決定を尊重した終末期の生き方という観点からすると，「安楽死」の是非にかかわる倫理的判断は，個人的にも，国をはじめとする社会的にも難しい．世界的にも，法的に安楽死を認める国と認めない国が存在する．人生の最終段階における医療（終末期医療）では，安楽死に限らず多様な問題が存在するが，医療やケアを行ううえで患者の権利を尊重することを目的とした**アドバンス・ケア・プランニング（ACP）**という考え方が近年提唱されている．

　1980年代後半は，人生の最終段階における医療（終末期医療）とともに，「がんの告知」問題も取り上げられた．固形がんに対して抗がん剤（抗腫瘍薬）として白金製剤が用いられるようになり，それ以前に比べ抗腫瘍効果を期待できるものの悪心・嘔吐，熱発，脱毛などの副反応もかなりの頻度でみられる治療が，血液腫瘍以外にも広まった．そのような治療を患者本人の理解と選択なしに実施することの是非が，予後告知とともに問われたのである．

　また同時期，わが国の医学会にも欧米諸国で実施されてきた「臨床研究」が広まった．より高い治療効果を得るといった医学の進歩を確証あるものとするためには，最終的には介入や侵襲を伴う人を対象とする臨床研究を行う必要がある．その臨床研究に参加していただく際，後に述べるヘルシンキ宣言のもと，患者である被験者の権利，すなわち生命，健康，尊厳，全体性，自己決定権，プライバシーおよび個人情報の秘密を守ることなどを尊重することの重要性が認識された．

3　医療倫理

　医療者が倫理的な問題に直面した際に，どのように考えるべきかの道標となるものとして，医療倫理の4原則がある．その4原則とは「自律尊重（respect for persons）」「無危害（no maleficence）」「善行（beneficence）」「正義（justice）」である．この4原則に対する異論も存在するが，これから解決しようとする問題に対して，この原則から検討を始める価値はある．

　また，医療者が個別の患者の倫理的な問題を，できるだけ取りこぼしなく検討する方法として，臨床倫理の4分割法がある．これは，「医学的適応（medical indications）」「患者の意向（preferences of patients）」「生活／人生の質（quality of life）」「周囲の状況（contextual features）」の4つの視点から問題を検討する手法である．それぞれの視点でどのような問題があるのかを抽出し，それらを総合的に検討し，場合によっては妥協しながら，患者にとって最善の方法を探っていく．検討は多職種で行われ，代表的なものとしてACPにおける症例検討会があげられる．このような検討の場に臨床検査技師も参加することが望ましい．

4　ヘルシンキ宣言

　第二次世界大戦中，ナチスドイツの研究者達が強制収容所の捕虜達に対して非倫理的な人体実験を実施したことに対する反省として，人体実験における普

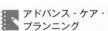
アドバンス・ケア・プランニング（advance care planning；ACP）
近年提唱されている，人生の最終段階における医療（終末期医療）における医療・ケアの考え方．患者の権利を尊重するために，将来の変化に備え，将来の医療およびケアについて，患者を主体に，その家族や近しい人，医療・ケアチームが繰り返し話し合いを行い，患者の意思決定を支援するプロセスのこと．

介入
医学研究および医療上の「介入」とは，人の健康に関するさまざまな事象に影響を与える要因（健康の保持増進につながる行動および医療における傷病の予防，診断または治療のための投薬，検査などを含む）の有無または程度を制御する医療行為をいう．

侵襲
医学研究および医療上の「侵襲」とは，穿刺，切開，薬物投与，放射線照射，心的外傷に触れる質問などによって，対象者の身体または精神に傷害または負担が生じることをいう．

医療倫理の4原則
米国の哲学者トム・L・ビーチャムらが提唱した．

遍的な倫理基準として1947年にニュルンベルク綱領が明文化された．これを背景に，1964年に世界医師会が人体実験における倫理基準として採択したのがヘルシンキ宣言である．この宣言では，「医学の進歩は，一部分は直接人間を対象とした実験に最終的には依拠せざるをえない研究にその基礎を置いている」と記された．そしてこのような研究の際，前述した被験者の権利，すなわち生命，健康，尊厳，全体性，自己決定権，プライバシーおよび個人情報の秘密を守ることなどの重要性が述べられている．また後述するインフォームド・コンセントの重要性についても述べられている．

　ヘルシンキ宣言はその後，何度も改訂がなされている．臨床検査にかかわる重要なものとしては，2000年のエディンバラ改訂がある．この改訂では，人を対象とする医学研究には，個人を特定できる人由来試料や個人を特定できるデータについての研究が含まれることが明記された．すなわち，臨床検査に用いられる血液検体や心電図データにかかわる研究もヘルシンキ宣言の対象であることが明らかにされた．

5　インフォームド・コンセント

　ヘルシンキ宣言では，臨床研究への参加に際して研究者は，研究対象者にその目的と方法，予期される利益とその研究がもたらすかもしれない危険性および不快さなどについて十分な説明を実施することを求めている．また，対象者は参加しない自由および一度参加してもいつでもその同意を撤回できる自由をもち，研究にかかわる説明について対象者自身が十分納得したうえで，対象者の自由意思によって参加に同意することが必要とされた．この十分な説明と，対象者の納得・自由意思による同意という一連の流れをインフォームド・コンセントという．判断能力のある人を対象とする医学研究においては，同意したことを文書に残すことが望ましいと述べられている．

　インフォームド・コンセントは医学研究のみならず，診療においても重要な概念である．医学研究では非人道的な人体実験が端緒となったが，手術や強い副反応が予想される抗がん剤（抗腫瘍薬）治療など，人に対する侵襲が大きい治療においてもインフォームド・コンセントが重要であることに異論はないであろう．それが患者のために行われる医療であったとしても，自分の身体に関することは自分で決めるとする自己決定権が本人にはあり，身体への医的侵襲の有無，目的，性質，危険性などについて十分な説明を受けたうえでの患者の同意がなければ，その医療行為はその人の身体を侵害するものとして違法である（民法709条の不法行為および刑法204条の傷害罪を成立させる）と法的に解釈される場合がある．このため，一般に侵襲の大きい医療行為については，インフォームド・コンセントは原則文書で取得されている．

　一方，ヘルシンキ宣言では「バイオバンクまたは類似の貯蔵場所に保管されている試料やデータに関する研究など，個人の特定が可能な人由来の試料またはデータを使用する医学研究のためには，医師は収集・保存および／または再

ヘルシンキ宣言
エディンバラ改訂
（2000年）
エディンバラ改訂で，人を対象とする医学研究に，個人を特定できる人由来試料や個人を特定できるデータについての研究が含まれることが明記された．その背景として，1980年代以降に米国で起こされた，人由来の試料に関する権利などについてのいくつかの訴訟がある．その代表的なものが，1984年のMoore訴訟（ムーア訴訟）である．これはhairy cell白血病患者であったMoore氏の治療のために摘出された組織・細胞が，患者本人の同意なしに研究に利用され，その結果得られた莫大な金銭的な利益を巡る訴訟であった．

利用に対するインフォームド・コンセントを求めなければならない．このような研究に関しては，同意を得ることが不可能か実行できない例外的な場合がありうる．このような状況では研究倫理委員会の審議と承認を得た後に限り研究が行われうる」とも記されている．すなわち，インフォームド・コンセントの取得は画一的に文書で行う必要があるわけではない．すでに採取し保存された試料およびデータを利用する場合などでは，口頭により十分な説明を行い，説明の方法・内容ならびに受けた同意の内容に関する記録を作成することで許容される場合もある．さらに場合によっては，倫理委員会の承認を得たうえではあるが，当該研究の実施について必要事項を研究対象者らに通知し，または公開することと，研究が実施されることについて，原則として研究対象者らが拒否できる機会を保障すること（オプトアウト）によって，インフォームド・コンセントにかえることができる場合もある．

6　個人情報保護

　臨床検査技師においても，そのプロフェッショナリズムとして守秘義務があると自覚しなければならない．「臨床検査技師等に関する法律」第19条にも秘密を守る義務が明記されている．

　さらに近年は，個人情報の保護が社会的に重視されている．1988年に行政機関個人情報保護法が制定されたが，これは高度情報通信社会の進展に伴い個人情報の利用が著しく拡大していくなか，欧米諸国の影響もあり，個人情報を用いた個人の権利利益の侵害を防ぐことを目的とされた．その後も検討が重ねられ，2003年に「個人情報の保護に関する法律」が制定され，2022年にも改訂が加えられている．

　個人情報とは法律上「生存する個人に関する情報であって，その情報に含まれる氏名，生年月日その他の記述等により特定の個人を識別することができるものおよび個人識別符号が含まれるもの」とされる．個人識別符号には，①身体の一部の特徴を電子計算機のために変換した符号（DNA，顔，虹彩，声紋，歩行の態様，手指の静脈，指紋・掌紋など）と，②サービス利用や書類において対象者ごとに割り振られる符号（公的な番号である旅券番号，基礎年金番号，運転免許証番号，住民票コード，マイナンバー，各種保険証等など）がある．また取得に際して原則として事前に本人の同意を得る必要がある情報として，要配慮個人情報がある．要配慮個人情報には人種，信条，社会的身分，病歴，前科，犯罪被害情報などがある．医療機関などにおける個人情報，個人識別符号，要配慮個人情報の例を表2-2に示した．

　臨床検査技師を含む医療従事者は，これらの情報を比較的得やすい立場にあるからこそ，適切に取り扱う必要がある．基本的には紙媒体の個人情報は鍵のかかる保管庫に保管し職場から持ち出さないようにすること，電子媒体の場合はセキュリティを確実にしたクラウドに保管し，USBなど携帯できる媒体は利用しないことなどがあげられる．さらなる詳細については，個人情報保護委員

臨床検査後の残余検体の使用
日本臨床検査医学会では，「臨床検査を終了した既存試料（残余検体）の研究，業務，教育のための使用について―日本臨床検査医学会の見解―」を発表しており，既存試料（残余検体）の研究用使用のみならず，業務や教育のための使用についても解説している．

「臨床検査技師等に関する法律」第19条
臨床検査技師は，正当な理由がなく，その業務上取り扱ったことについて知り得た秘密を他に漏らしてはならない．臨床検査技師でなくなった後においても，同様とする．

表 2-2　医療機関などにおける個人情報・個人識別符号・要配慮個人情報の例

個人情報の例
診療録，処方箋，手術記録，助産録，看護記録，検査所見記録，X 線写真，紹介状，退院した患者に係る入院期間中の診療経過の要約，調剤録など

個人識別符号の例
細胞から採取されたデオキシリボ核酸（DNA）を構成する塩基の配列，健康保険法に基づく保険者番号や被保険者等記号・番号など

要配慮個人情報の例
診療録などの診療記録や介護関係記録に記載された病歴， 診療や調剤の過程で，患者の身体状況，病状，治療などについて， 医療従事者が知りえた診療情報や調剤情報， 健康診断の結果および保健指導の内容， 障害（身体障害，知的障害，精神障害など）の事実， 犯罪により害を被った事実など

（医療・介護関係事業者における個人情報の適切な取扱いのためのガイダンス https://www.mhlw.go.jp/content/000681800.pdf）

会および厚生労働省から出されている「医療・介護関係事業者における個人情報の適切な取扱いのためのガイダンス」を参考にする．

7　医療者のコンプライアンス

　コンプライアンス（compliance）の英語そのものは「法令遵守」の意味であるが，カタカナで記された場合，法令のほか，倫理観，公序良俗などの社会的な規範に従い公正・公平に業務を行うことを意味する場合が多い．日常生活を送るうえであまり意識にのぼることのない刑法や民法もあるが，臨床検査技師であるならば「臨床検査技師等に関する法律」や「医療法」，また前述した「個人情報の保護に関する法律」などを遵守すべきである．また本章で取り上げている「医療倫理」についても，倫理問題である以上必ずしも白黒つけられるものばかりではないが，十分な理解と実践が社会から求められる．その他情報漏えい，データ改ざん，ハラスメント，ジェンダー平等など，コンプライアンスが求められるものは多い．そして社会が求める臨床検査技師像は，社会情勢などの時代の移り変わりにより変化するので，何をどう守るのかについて適切な間隔をおいて見直すことも重要である．

8　人を対象とする生命科学・医学系研究に関する倫理指針

　ヒトゲノム・遺伝子解析研究に関する倫理指針（以下，ゲノム指針）と，人を対象とする医学系研究に関する倫理指針（以下，医学系指針）とが統合され（図 2-1），人を対象とする生命科学・医学系研究に関する倫理指針（以下，生命・医学系指針）が 2021 年 3 月 23 日に告示され，同年 6 月 30 日から施行された．

疫学研究に関する倫理指針
平成 14 年 6 月 17 日初版告示

臨床研究に関する倫理指針
平成 15 年 7 月 30 日初版告示

人を対象とする医学系研究に関する倫理指針
平成 26 年 12 月 22 日初版告示
平成 29 年 2 月 28 日一部改正

ヒトゲノム・遺伝子解析研究に関する倫理指針
平成 13 年 3 月 29 日初版告示

人を対象とする生命科学・医学系研究に関する倫理指針
令和 3 年 3 月 23 日初版告示
令和 4 年 3 月 10 日一部改正

図 2-1　わが国における主な倫理指針についての年次的経過
本項では解説していないが，臨床研究法が平成 29 年 4 月 14 日に公布されている．

1）ヒトゲノム・遺伝子解析研究に関する倫理指針（ゲノム指針）

20 世紀後半に開始されたヒトゲノム・遺伝子解析研究は，生命科学および保健医療科学の進歩に大きく貢献した．一方で，この研究の過程で得られる遺伝情報は，提供者（ヒトゲノム・遺伝子解析研究のために試料などを提供する人）およびその血縁者の遺伝的素因を明らかにし，その取り扱いによってはさまざまな倫理的，法的または社会的問題を招く可能性がある．人の尊厳および人権を尊重し，社会の理解と協力を得て適正に研究を実施することが不可欠であることから，ヘルシンキ宣言などに示された倫理規範をふまえたうえで，2001 年に文部科学省・厚生労働省・経済産業省から発出されたのがゲノム指針である．

2）人を対象とする医学系研究に関する倫理指針（医学系指針）

一方，医学系指針は，2002 年に策定された「疫学研究に関する倫理指針」と，2003 年に策定された「臨床研究に関する倫理指針」に端を発する．疫学研究とは，観察研究など研究対象者からすでに得られている資料（診療録情報など）や試料（人から得られた血液検体など）を用いて行う研究のことである．疫学研究に関する倫理指針は，先に述べた 2000 年のヘルシンキ宣言のエディンバラ改訂や個人情報保護にかかわる社会的動向などの影響もあり，2002 年に策定された．また臨床研究に関する倫理指針は，21 世紀に入り臨床研究の重要性が一段と増し，研究対象者の個人の尊厳および人権を尊重しつつ臨床研究の適正な推進を図るために研究者などが遵守すべき規範として 2003 年に策定された．この臨床研究に関する倫理指針では，研究対象者にその研究の目的や方法などを説明し同意を得ること，プライバシーの権利に関する意識の向上，個人情報保護の社会的動向などが考慮された．

その後，2014 年に疫学研究に関する倫理指針と臨床研究に関する倫理指針は，医学系指針に統合された．これは，それぞれの倫理指針が策定されて 10 年以上が経過し，その間に研究が多様化したことで両指針の適用関係が不明確になってきたことや，研究をめぐる不適正事案が発生したことなどをふまえたも

研究をめぐる不適正事案
代表的なものに「ディオバン事件」がある．これは，高血圧の治療薬であるディオバン（一般名：バルサルタン）の医師主導臨床研究に製薬会社の社員が統計解析者として関与した利益相反の問題，および臨床研究の結果を発表した論文のデータに問題があったとして一連の論文が撤回された事件である．

のであった.

3）人を対象とする生命科学・医学系研究に関する倫理指針（生命・医学系指針）

そして今般，ゲノム系指針と医学系指針が統合され，生命・医学系指針となったが，これは両指針間の項目の整合性や指針改正のあり方について検討が行われ，両指針において共通して規定される項目を医学系指針の規定内容に合わせる形で統一することにより，両指針を統合することが可能であるという結論が得られたためである.

生命・医学系指針では，研究者の責務，倫理審査委員会，個人情報の取り扱い，利益相反などのほか，研究計画書に記載するべき事項や，インフォームド・コンセントを受ける手続きについても具体的に記載している．臨床検査の進展のためにも，人を対象とする臨床研究は不可欠である．臨床検査技師を目指す諸君においても，将来，生命・医学系指針を遵守した研究にぜひ携わっていただきたいと考える.

 利益相反

外部との利益関係により，研究者としての社会的責任と，外部との関係によって得る利益とが衝突・相反するため，研究者として必要な公正な姿勢が損なわれるのではないかと第三者から疑われることを利益相反という．利益相反があることを開示し，利益相反を適切に管理していくことが重要である.

第3章

リスクマネージメント

Ⅰ 臨床検査と医療事故

　現代医療では，医療標準化の理念のもと「**根拠に基づいた医療（evidence-based medicine；EBM）**」の重要性が叫ばれている．臨床検査は EBM の根幹をなすが，それゆえに誤った検査結果の報告（**検査過誤**）は誤った臨床判断につながり，医療事故に発展しかねない．臨床検査業務に携わる臨床検査技師はこの点を十分理解し，検査過誤が起こらないように細心の注意を払うべきである．しかし，ヒトの間違えを完全に防止することは不可能であるため，これらの過誤を防止するさまざまなシステムが構築され対策が講じられている．

　臨床医から検査オーダーがなされ，結果が報告されるまでの各プロセスのなかで生じうる検査過誤とその対策を**表 3-1，-2**にまとめた．

　検体検査では，最近は電子カルテからの検査オーダー，検査システムによる採血管バーコードの発行，検体受付システム，自動分析と結果報告など，臨床検査技師による確認作業の負担が減少しており，以前のような人的ミスによる検査過誤はだいぶ減っている．一方，POCT のニーズも増え多様化しており，用手法による検体取り扱い，目視判定，結果入力・転記などマニュアル操作に

> **根拠に基づいた医療（EBM）**
> 治療効果・副作用・予後の臨床結果に基づき行われる医療．専門誌や学会で公表された過去の臨床結果や論文などを広く検索し，時には新たに臨床研究を行うことにより，なるべく客観的な疫学的観察や統計学による治療結果の比較に根拠を求めながら，患者とともに方針を決めることもある．これに対するのが「経験に基づいた医療（narrative-based medicine；NBM）」である．

> POCT：point of care testing

表 3-1　臨床検査の各プロセスで起こりうる検査過誤（検体検査）

プロセス	起こりうる検査過誤の例	防止対策
医師の検査オーダー	オーダー間違え，不適切なオーダー	オーダー医師への確認
患者への検査伝達	検査指示書の取り違え，検査室への誘導ミス	患者確認の徹底，導線の利用
検体ラベル発行	採血管の貼り間違え，不適切な採血管の選択	自動採血管準備システムの導入
患者確認	患者取り違え	患者自ら氏名を名乗る，生年月日の確認
検体採取	不適切な採取，採取漏れ，検体量の過不足，採取後の不十分な混和	採血手技の向上，検査目的別（色分け）採血管の導入，規定採血量の明示
検体保管・運搬	不適切な保管（温度や放置時間），運搬忘れ，運搬中の破損	検体保管・運搬マニュアルの作成・遵守，検体受付確認システムの導入，クッションの利用
検体分離	不適切な遠心操作（温度や回転数），溶血やフィブリン析出の確認不足	検体分離マニュアルの作成・遵守
分　析	検査漏れ，不適切・不十分な精度管理	検査内容の確認，検査オーダリングシステムの導入，精度管理の実施
結果報告	検査入力・転記ミス，再検査漏れ，パニック値の未報告	検査システムの導入，再検査やパニック値の報告基準の作成，ワークシートの活用

表 3-2　臨床検査の各プロセスで起こりうる検査過誤〔生体検査（生理検査）〕

プロセス	起こりうる検査過誤の例	防止対策
医師の検査オーダー	オーダー間違え，不適切なオーダー	オーダー医師への確認
患者への検査伝達	検査指示書の取り違え，検査室への誘導ミス	患者確認の徹底，導線の利用
患者確認	患者取り違え	患者自ら氏名を名乗る，生年月日の確認
検査内容の確認	指示と異なる検査の実施	患者への検査内容の確認
検査の実施	氏名の入力ミス，心電図電極の装着間違え，左右の間違え	検査オーダー内容の確認，作業手順書の遵守
患者の状況確認	体調不良，転倒・転落，疾患自体の悪化	患者状況の十分な観察，適切な声掛け，検査中止基準の作成
検査の終了	検査途中での退出	検査終了の声掛け
結果報告	検査入力・転記ミス，緊急報告を要する異常心電図の報告忘れ	異常データ時の報告基準作成
検査機器のメンテナンス	不明瞭な描出，機器の不良，記録紙不足	定期的な機器のメンテナンス，キャリブレーション，機器保守契約

頼る検査は今後もなくなることはない．生体検査（生理検査）では，心臓疾患患者，呼吸不全患者，てんかん患者などの容体が検査中に急変する可能性を念頭に置き，日常遭遇する疾患に関する病態の理解のほか，適切な患者確認や声掛けが検査事故や検査過誤の防止に重要な役割を果たす．緊急時の医師への連絡体制も整備しておく．

Ⅱ インシデント・アクシデント報告

　安全な医療サービスを提供するために，「人間はエラーを犯すものである（To error is human）」ことを前提に，個人とチーム（組織）全体でチェック機能を強化することが求められている．1件の大きな事故・災害の裏には，29件の軽微な事故・災害，そして300件の**ヒヤリ・ハット事例**（事故には至らなかったもののヒヤリとした，ハッとした事例）があるとされる（**ハインリッヒの法則**）（**図 3-1**）．さらに組織的な医療事故防止対策として，「**スイスチーズモデル**」のたとえがある（**図 3-2**）．いくつかの防御機構があっても，それぞれには欠陥（チーズの穴）があり，大きな医療事故はこの欠陥が偶発的に重なった時（穴が連続した時）に起きる．組織的取り組みが弱ければ（チーズの枚数が少なければ）事故は起きやすく，取り組みが強ければ（チーズの枚数が多ければ）事故は起きにくくなる．医療事故の発生をゼロにすることはできないが，組織的に医療安全に取り組むことで医療事故の発生を減らせることを示している．

　不幸にして医療事故（インシデントなど含む）が発生した場合は，個人の責任を追求する目的でなく，その事故の正確な情報を収集（**インシデント報告**，**アクシデント報告**）し，適正に分析し対策を講じて再発を防止することに努め

重大インシデント

「アクシデント」には「偶然に起こった」や「防ぎえなかった」の意味が含まれている．しかし，医療事故のなかには適切な対策を講じることで防ぎえる事例も存在することから，最近では「アクシデント」を「重大インシデント」に呼び変える流れとなっている．

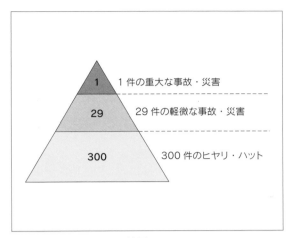

図 3-1　ハインリッヒの法則

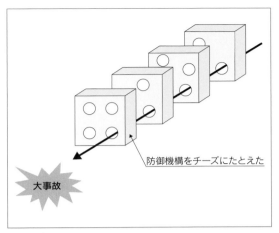

防御機構をチーズにたとえた

大事故

図 3-2　スイスチーズモデル

る.

　医療事故のレベルを**表 3-3**に示す．インシデントとは，患者に被害を及ぼすことはなかったが，日常診療の現場でヒヤリとしたりハッとしたりした経験を有する事例（ヒヤリ・ハット事例，ニアミス）で，レベル 3a までが該当する．

　これに対しアクシデントとは，いわゆる医療事故を意味し，医療行為のなかで患者に傷害が及びすでに損害が発生している場合で，レベル 3b～5 が該当する．インシデントの結果としてアクシデントに結びつくことがあり，過失の存在するものと不可抗力のものがあるが，インシデントやアクシデントは過失的な要素の強いものが多い．また，不可抗力の要素が強い場合でも，組織的に対策を講じることで減らすことができる．医療安全管理で取り扱うアクシデントには，患者のみではなく来院者，職員らも含まれる．

　インシデント・アクシデント報告は，単に報告すればよいのではなく，収集した報告を元に，スタッフ・ミーティングなどを行って解析し対策を立てることで，今後の再発防止に役立てる．解析の方法にはいくつかの方法が提唱されており，事例に則した解析方法を選択する（**表 3-4**）．

　RCA（根本原因分析）により対策を講じた例を示す．

【事 例】

ある病棟で，凝固検査結果が延長傾向にあるのではないかと，主治医から検査部に問い合わせがあった．血液検査の担当者に確認すると，いつも凝固検査検体の採血量が不足していることが問題点としてあげられた．

【根本原因分析と対策】

RCA は「不具合や事故が発生した後に，事故からたどってその背後に潜むシステムの問題およびヒューマンファクターを探る根本原因分析法」であり，各プロセスに対し，「なぜ？ なぜ？」を繰り返すことで，そこに潜む問題点を抽出するのが特徴である．

> **クオリティ審議依頼書**
> レベル 3b 以上の医療事故が発生した際に提出する報告書．この審議依頼書をもとにして，多職種から構成される医療クオリティ審議委員会で，原因究明や再発防止策などの検討が行われる．

> RCA：root cause analysis

表 3-3　事故影響レベル分類

	レベル	傷害の継続性	傷害の程度	内　容	解説・具体例ほか
インシデント	レベル0	-		エラーや医薬品・医療用具の不具合がみられたが，患者には実施されなかった	・未然に防げた事例 ※本来行うべき検査や投薬を行わなかった事例はレベル0ではない
	レベル1	なし		患者への実害はなかった（なんらかの影響を与えた可能性は否定できない）	・エラーや不具合があり，患者に実施された
	レベル2	一過性	軽度	処置や治療は行わなかった（患者観察の強化，バイタルサインの軽度変化，安全確認のための検査などの必要性は生じた）	・モニタ・センサー類の装着 ・観察回数を増やした ・侵襲を伴わない検査（心電図，エコーなど）の実施
	レベル3a	一過性	中等度	簡単な処置や治療を要した（消毒，湿布，皮膚の縫合，鎮痛剤等薬剤の投与など）	・侵襲を伴う検査（採血，血糖測定，CT，X線など）の実施 ・発生した事例に対して，なんらかの薬剤を投与する必要が生じた ・外来患者の予定外入院（経過観察のみで短期入院） ・骨折の場合：保存的治療で，入院日数の短期延長または入院の必要がない
アクシデント				濃厚な処置や治療を要した	・予期していた合併症による治療・手術など ※医療安全管理部で検討の結果，クオリティ審議依頼書の提出になる場合がある
	レベル3b	一過性	高度		・予期せぬ合併症による治療・手術など ・予期せぬ心肺停止（蘇生に成功） ・バイタルサインの高度変化 ・人工呼吸器装着 ・予期せぬ手術または手術に匹敵する治療・処置 ・外来患者の予定外入院（入院加療が必要） ・骨折の場合： ①手術または手術が望ましいが，患者の病状から保存的治療を選択 ②保存的治療であっても骨折で入院日数が大幅に延長
	レベル4a	永続的	軽度～中等度	永続的な障害や後遺症が残ったが，有意な機能障害や美容上の問題は伴わない	
	レベル4b	永続的	中等度～高度	永続的な障害や後遺症が残り，有意な機能障害や美容上の問題を伴う	
	レベル5	死亡		死亡（原疾患の自然経過によるものを除く）	
	その他				医療に関する患者からの苦情，施設上の問題，医療機器などの不具合・破損（重大な結果をもたらすおそれのある場合），麻薬・劇薬・毒薬などの紛失

（国立大学附属病院医療安全管理協議会で定めた「影響度分類」に準ずる）

　①解析すべき問題点：採血量が不足し，凝固検査結果がしばしば延長傾向を
　　示す．
　②多職種メンバーによるレビュー：検査指示を出す医師，採血にかかわる看

表 3-4　事故分析法

方　法	内　容
P-mSHELL 分析	患者（patient），管理（management），ソフトウェア（software），ハードウェア（hardware），環境（environment），中心の当事者（live ware），当事者以外の人々（live ware）の要因ごとに分けて分析する方法.
ImSAFER	improvement for medical system by analyzing fault root in human error incident の略. ヒューマンファクター工学に基づき，医療現場で発生するインシデント・アクシデント事象を効果的に分析することを目的に開発された，体系的なヒューマンエラー分析思考手順.
RCA（根本原因分析）	root cause analysis の略. 不具合や事故が発生した後に，事故からたどってその背後に潜むシステムの問題およびヒューマンファクターを探る根本原因分析法.
FMEA（設計故障モード影響解析）	failure mode and effects analysis の略. 不具合や事故が発生する前の設計・企画の段階から，不具合を発生させる要因を抽出し，発生頻度，発生した場合の影響度を評価・採点し全体としての致命度・危険優先度を相対的に定量化して，対策の順位を求める方法.

　　護師，検査を行う臨床検査技師が集まって原因と対策について検討した.

③**問題点の背景に潜む組織・過程に焦点**：看護業務が忙しく，早く採血を済ませたいという意識がある. 看護師も，採血量の不足がなぜ検査結果に影響を与えるのかを理解していない.

④**各プロセスの確認と，「なぜ？　なぜ？」の繰り返しによる掘り下げ**：

　Q1：なぜ看護師は忙しいの？

　A1：看護業務は採血だけでなく，その他の業務もある.

　Q2：他の業務で忙しいことが規定の量を採血することができない原因なの？

　A2：規定量に満たないと結果に影響があることがわかっていれば注意して採血する. 採血管にある目印の線も見えにくい.

　Q3：なぜ影響があることを知らなかったの？

　A3：影響があることを学校で習わなかったし，現場でも先輩から教えられなかった.

　Q4：どういう情報提供があるとよいの？

　A4：採血量が検査結果に与える検査項目の一覧表があれば，それを壁に貼っておくと注意して採血できる. また，新入職員オリエンテーション時にまとめて検査室で講義をしてもらえると助かる.

⑤**対策の同定**：ⓐ採血量の目印がはっきりした採血管に変更する，ⓑ採血量が検査結果に影響を与える検査項目一覧と，その採血管の写真をつけてナースステーションの壁に貼る，ⓒ毎年新入職員オリエンテーション時には臨床検査技師が採血時の注意点について講義を行う.

⑥**ポイント**：採血量が検査結果に影響を与えることを知らないままに採血していた看護師個人に責任転嫁せず，看護師全体を対象に，また他の検査に関しても採血のポイントをまとめるという組織的な解決策を見出した例である.

臨床検査関連のインシデント・アクシデント例とその対策の例を**表3-5**に示す.

解析結果から，医療事故防止対策が立案され実行に移されるが，それだけでは不十分であり，**PDCAサイクル**（**図3-3**）を活用する必要がある．すなわち，計画（P：plan）と実施（D：do）の後に，評価（C：check）を行い，効果不十分な場合は，再度解析し次の対策を立てる（A：act）．このPDCAサイクルを

表3-5　臨床検査関連のインシデント・アクシデント報告例とその対策

影響レベル	区　分	臨床検査関連の事例	対　策
レベル0	インシデント	異なる患者の採血管が割り振られたが，採血前に気がついた．	採血前に氏名確認を行う．
レベル1		採血後，採血管に別の患者ラベルを貼ってしまい，異なる患者からの採血が行われた．分析により前回値と大きく乖離していたため検体取り違えに気がつき，再採血で対応した．	再採血では事前にラベルを貼付し，採血前に患者確認を行う．
レベル2		採血後の止血が不十分であったため，皮下出血が生じ，出血斑の消失に時間がかかった．	採血後は完全に止血するまで十分に圧迫を行うよう指導する．
レベル3a		採血の際に，神経損傷によりしびれが生じ，回復まで神経内科での治療が必要であった．	採血時に痛みや手先へのしびれがないか確認する．
レベル3b		輸液ルートからの採血であったため，赤血球，ヘモグロビン，ヘマトクリットなどが異常に低く，輸血が行われた．	輸液ルート採血の回避，前回値の確認，血液学的検査以外の検査値の確認などを行う．
レベル4a	アクシデント	血管が見えにくい患者の採血の際に，何度も深い穿刺を行い，重度の神経損傷により慢性的な知覚神経障害が残った．	採血時に痛みや手先へのしびれがないか確認する．採血困難者には熟練の採血者が対応する．それでも採血困難の際は主治医に相談する．
レベル4b		Masterの2階段試験負荷中に，患者が転倒して頭部を打撲し，重度の脳機能不全（植物状態）に陥った．	検査中に患者の状態を十分観察する．また，転倒しても頭部打撲などの外傷を受けないようにクッションを配置するなど，機器周囲の安全面を検討する．
レベル5		輸血検査における検体取り違えにより，異なった血液型の輸血（異型輸血）が行われ患者が死亡した．	異なる検体を用いて交差適合試験を2度実施する．血液製剤の払い出し時と輸血直前に2名の看護師でダブルチェックを行う．
その他		心電図検査中に心電計が故障し，故障対応中に患者を裸のまま放置し，検査後に苦情の投書があった．	心電計の故障時には，他の機器で対応するか，修理に時間を要する場合はいったん着衣させて再検査を行うなど，患者心理に配慮する．

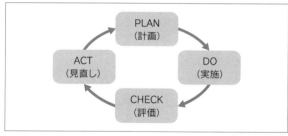

図3-3　PDCAサイクル

表 3-6　患者確認法

① 医療行為の実施に際し，患者名，診療科名，治療内容，検査内容・部位を確認する．

② 患者確認が必要なすべての場面で，「お名前を聞かせてください」と問いかけてフルネームで名乗ってもらう．明確でない場合は，生年月日，住所，検査部位などで詳細な確認を行う．

③ カルテ・伝票と照合し，フルネームを呼び確認する．

④ 耳が遠い，理解力の低下，会話ができない，意識障害などがある患者には，2人の担当者がリストバンドやベッドネームでダブルチェックする．

⑤ 同姓同名患者の存在が判明している場合は，さらにID・生年月日と実施医療行為の部位を確認する．

⑥ 初診受付で同姓同名患者がいることがわかった場合は，それを明示するため診察券に目立つようなシールを貼付する．

⑦ 処方薬の代理人受け取りはできるかぎり避け，必要な場合には慎重に確認を行う．名乗りをお願いしづらい場面では，リストバンド，ベッドネーム，IDカード，点滴ボトル，採血管，薬袋などの氏名を患者と一緒に確認する．

繰り返すことで，医療の質は高まり，安心・安全な医療の提供につながる．

Ⅲ 患者取り違え・検体取り違え

　患者取り違えや検体取り違えは，重大な医療過誤・医療事故につながることは議論の余地がない．さらに検体検査にしても生体検査（生理検査）にしても，その場で取り違えに気がつかなければ，後に取り違えを証明することがきわめて困難になる．これらは基本的な確認作業を励行すれば確実に防止することができるが，慣れや思い込みが原因でうっかり確認作業を怠った際に起きることが多い．

　患者確認法を**表 3-6**に示す．患者誤認を確実に防ぐには，患者にフルネームで名乗ってもらい患者確認することが有用である．しかし，何度も名前を尋ねると患者が嫌がるなどの理由でそれを行わないために，患者誤認が発生している背景もある．これに対し，院内掲示などにより，患者確認の重要性を説明する啓発活動もあわせて行う必要がある．

Ⅳ パニック値対応

　「パニック値（panic value）」とは，「生命が危ぶまれるほど危険な状態にあることを示唆する異常値」で，ただちに治療を開始すれば救命しうるが，その把握は臨床的な診察だけでは困難で，検査によってのみ可能とされている．したがって，パニック値を迅速に主治医に連絡しなければ患者の生命予後に重大な影響を及ぼしかねないので，検査部における医療安全対策として重要な業務の一つとされている．

　パニック値報告が求められるのは検体検査だけでなく，生体検査（生理検査），微生物検査，病理検査など広範に及ぶ．その一例を**表 3-7**に示す．表で示した

> **パニック値**
>
> 日本臨床検査医学会の提言では，国際的な動向に合わせて，「パニック値」の名称を「critical value」に変更することを検討すべきとされている．しかし同時に，混乱を避けるため，当面は「critical value（いわゆる「パニック値」）」のように併記して，用語使用の啓発を図ることが望ましいとされている（臨床検査「パニック値」運用に関する提言書，2021年）．

表 3-7 パニック値報告の例

検査項目	パニック値	
	低値	高値
血 糖	50 mg/dL 以下	500 mg/dL 以上
カリウム (K)	1.5 mmol/L 以下	7.0 mmol/L 以上
ヘモグロビン (Hb)	5.0 g/dL 以下	20.0 g/dL 以上
血小板数 (Plt)	$20 \times 10^3/\mu L$ 以下	$100 \times 10^3/\mu L$ 以上
プロトロンビン時間 (PT-INR)	—	4.00 以上
細菌検査	1) 血液・髄液から細菌が検出されたとき 2) 感染症法で届出義務のある微生物（結核菌群，腸管出血性大腸菌，カルバペネム耐性腸内細菌科細菌，多剤耐性緑膿菌，多剤耐性アシネトバクター）が検出されたとき 3) CD トキシンおよび基質特異性拡張型 β-ラクタマーゼ産生菌が検出されたとき	
安静時心電図 （負荷心電図を含む）	虚血を疑う ST-T 変化，心拍数 30 bpm 以下または 150 bpm 以上，心室頻拍および心室細動，その他（自覚症状を認め，心電図変化を伴う場合，過度の血圧上昇，血圧低下）	
ホルター心電図	心停止（5 秒以上），心室頻拍，虚血を疑う ST-T 変化	
脳 波	5 分以上続く痙攣発作重積状態	
心エコー	心内血栓や感染性心内膜炎を疑う心内腫瘤様エコー，心タンポナーデ，急性解離を疑う所見	
腹部エコー	腹部大動脈径の 5 cm 以上の拡張，肝膿瘍を疑う腫瘤，新規の悪性を疑う腫瘤，総胆管結石	
泌尿器エコー	新規患者の悪性を疑う腫瘤，新規患者の水腎（中等度～高度）	
頸動脈エコー	動脈解離，可動性プラーク	
下肢静脈エコー	浮遊型の急性期血栓	

検査項目の選択や基準値の設定は医療機関ごとに十分な話し合いのうえで決定する.

以外にも，緊急性は要しないものの確実に主治医が確認し，追加検査などを行う必要がある極端な異常値もある．しかし，どの項目がパニック値なのか，閾値をどこに設定したらよいかなどについてはゴールドスタンダードが存在せず，各施設によってそれぞれに運用されているのが実際である．

　こうした現状を受け，日本臨床検査医学会では，2021 年 12 月に「臨床検査「パニック値」運用に関する提言書」をホームページ（https://jslm.org/）上に公開した．そして，パニック値の運用については，各施設で検査部と各診療科との十分な話し合いで決定し，医療安全管理部門と協調して進めることの重要性を提言している．

Ⓥ 患者・家族への対応

　不幸にもインシデントやアクシデントが発生した場合には，冷静かつ迅速でマニュアルに基づいた対応が必要になる．特に発生初期において不適切な対応を行ってしまうと，患者や家族の不信感がつのり医療訴訟へ発展する可能性もある．以下に述べる対応は，病院組織として取り組む内容ではあるが，自らが

当事者になった際に誤った対応を取ってしまうと，医療訴訟に発展する可能性もある．そのため，臨床検査技師であってもその流れを十分に把握しておく必要がある．

1　事故の対応と責任分担
　患者に対する医療上の責任者である主治医（主治医グループ制の場合はグループの全医師）は，所属する各診療科長および各部門長の責任のもと迅速な対応を行う．患者に対する施設（病院）の責任として，施設長（病院長）が対応する．

2　医療事故が発生した場合の対応
1）緊急処置
①患者の状態（意識や呼吸の有無）を把握し，必要に応じて一次救命処置（BLS）を行う．
②処置に際しては，他のスタッフの応援を求め，事故の被害を最小限にするよう努力する．
③可及的速やかに直属の上司（主任），所属長（技師長や検査部長），施設長（病院長）に連絡し，指示を受ける．また，遅れることなく患者家族への連絡も行う．
④上司は事故の状況を把握し，医療過誤や重大事故の場合には，医療事故発生時の連絡体制に従い，事故内容を速やかに医療安全推進部門に報告する．
⑤報告すべきか否か判断に迷った場合は，必ず医療安全推進部門へ相談する．
⑥医療安全推進部門から報告を受けた施設長（病院長）は，施設（病院）内の報告を速やかに収集し，必要な場合，事故の被害を最小限にとどめるためのサポート体制を整備し実施する．

2）患者・家族への対応
①連絡を受けた上司（もしくは所属長とその関係部署）が決定した説明体制にもとづく説明担当者（状況に応じて，主治医もしくは上司の医師）が，一貫性を失わないよう注意を払い誠意をもって説明する（説明窓口の一本化）．
②説明に際しては，事故関与者だけではなく，グループの他の医師や診療科長，必要な場合は病院の管理者も同席し複数で行う．また，患者側にも説明を受ける代表者を決めてもらい，その代表者を通じて説明した方がよい場合もある（被説明側の一本化）．
③原因が特定できない時点での説明は，事故状況の経過説明と最大限の治療を行う旨の説明にとどめる．
④憶測や個人的見解で原因や責任の所在について言及することを避け，施設（病院）全体の検討の後，改めて説明する旨を付け加える．
⑤万が一患者が死亡した場合には，原因が明らかな場合を含め死後画像診断（autopsy imaging；AI）や病理解剖を勧める（承諾が得られない場合は，その旨を診療録に記載することを忘れない）．

一次救命処置（basic life support；BLS）
急に倒れたり，窒息を起こした人に対して，その場に居合わせた人が，救急隊や医師に引き継ぐまでの間に行う応急手当．胸骨圧迫や自動体外式除細動器（automated external defibrillator；AED）による処置が含まれる．

3）死亡事故が, 医療過誤かその可能性がある (または原因不明) と判断される場合

①施設長 (病院長) は, 原則として患者・家族に届け出が必要であることを説明し, 所轄警察署と保健所に届け出を行う.

②この場合, 警察署の判断で死体検案・司法解剖の必要性が生じることもあらかじめ家族に説明しておいた方がよい (医師法第21条: 異状死体の届出義務).

4）診療録への記録と資料の収集・整理

①緊急処置が一段落したら, 事故関与者や現場にいた職員が一堂に集まって, 事実経過を詳細かつ正確に記録する (事故発生状況, 緊急処置内容, 検査内容, 患者の状態などを経時的に記録する).

②記録には患者家族らへの説明内容 (説明者の名前, 説明時刻, 説明内容, 説明を受けた人の名前, 患者との続柄, 患者側の質問など) を含め記録しておく.

③事故当時の資料 (心電図記録や血液検査データなど) はすべて保存し, 日時を記載し, 後の原因究明の資料となるように整理しておく. なお上記診療録と同様, 看護記録にも詳細に記録しておく.

5）事故の調査

①時を置かずに施設の管理者, 事故の関係者が集まり, 事実を詳細に調査する.

②特に, 死亡事故が医療過誤かその可能性があると判断される場合には, 施設長 (病院長) は事故調査委員会を設置し, 事故の状況・原因, 事故発生後の処置内容などを調査する.

③調査結果は施設 (病院) の見解として時期を逸せず患者側に説明し, 誠意をもって対応する. 調査結果は, 事故調査委員会報告書として医療安全推進部門に保管する.

なお, 2015年 (平成27年) 10月1日から**医療事故調査制度**が施行され, 入院中または通院中の患者で予期されなかった死亡や死産については, 医療事故として届け出が行われ, 第三者機関などによって調査が行われる仕組みが制度化された.

6）その他

臨床検査技師が関与した検査過誤で生じた医療事故の場合は, 当事者 (臨床検査技師) や検査室の上司による単独での患者・家族への対応は慎むべきである. 重大な医療事故には至らなかった検査過誤で, 当事者 (臨床検査技師) による直接の経緯説明や謝罪などが必要な場合は, 必ず主治医を介して患者・家族へ対応を依頼し, 検査室の直属の上司を伴い, 主治医や看護師の立ち会いのもとに行う.

> **医療事故調査制度**
> 医療事故が発生した医療機関において院内調査を行い, その調査報告を民間の第三者機関 (医療事故調査・支援センター) が収集・分析することで再発防止につなげるための医療事故に係る調査の仕組み. 本制度は, 医療の安全を確保するために医療事故の再発防止を行うことが目的であり, 責任追及を目的としたものではない.

Ⅵ 法的知識と責任範囲

　医行為は，身体に対する侵襲を伴う危険な行為であることから，これを安全に遂行するだけの知識・技術を有する国家資格をもった医師，看護師といった医療従事者においてのみ，これを実施することができる（免許制）．臨床検査技師においては，**保健師助産師看護師法**（以下，**保助看法**）の例外として，診療の補助の一部を担うことが許容されている．

　医師の働き方改革を推進するために，臨床検査技師などの医療従事者へのタスク・シフト／シェアが検討され，2021年（令和3年）5月21日の**臨床検査技師等に関する法律**（以下，**臨床検査技師法**）の改正により，臨床検査技師の業務範囲が拡大した．臨床検査技師は，新たに静脈路の確保やそれに関連する業務，生検鉗子を用いて消化管から組織検体を採取する業務などが可能となった．もっとも，業務範囲の拡大は，同時に法的責任の拡大を意味する．特に身体的侵襲を伴う業務は，時として死亡や重篤な後遺障害を招くこともあるため，臨床検査技師としては，その責任の重さを自覚しなければならない．

1　臨床検査技師の地位

1）臨床検査技師とは

　臨床検査技師法は，臨床検査技師について，「厚生労働大臣の免許を受けて，臨床検査技師の名称を用いて，医師又は歯科医師の指示の下に，人体から排出され，又は採取された検体の検査として厚生労働省令で定めるもの（検体検査）及び厚生労働省令で定める生理学的検査を行うことを業とする者」と定義する（臨床検査技師法第2条）．

　臨床検査技師は国家資格であり，その業務を行うには①**臨床検査技師国家試験に合格**し，かつ②**厚生労働大臣から免許**を受けなければならない．国家試験に合格しても欠格事由に該当すれば免許が与えられないことがある（臨床検査技師法第3条，第4条）だけでなく，いったん免許が与えられたとしても，免許が取り消されたり名称使用が停止された場合には，臨床検査技師として業務を行うことはできない（臨床検査技師法第8条，第20条の2第2項）．

　臨床検査技師でない者が，臨床検査技師という名称またはこれに紛らわしい名称を使用することは許されず，これに違反した場合には刑事罰の対象となる（臨床検査技師法第20条，第24条第2号）．同様に名称使用停止中の者が臨床検査技師の名称を使用した場合も刑事罰が科される（臨床検査技師法第24条第1号）．

2）臨床検査技師の業務範囲

　臨床検査技師は，それ自体がただちに医行為とはいえない臨床検査技師法第2条の「検体検査等」のほか，保助看法第31条第1項および第32条の規定にかかわらず，**診療の補助として，**①採血，②検体採取，③厚生労働省令で定め

医行為
医療および保健指導に属する行為のうち，医師が行うのでなければ保健衛生上危害を生ずるおそれのある行為（2020年（令和2年）9月16日最高裁判所判決）

る生理学的検査, ④前記生理学的検査に関連する行為として厚生労働省令で定めるものを行うことを業とすることができる (臨床検査技師法第 20 条の 2). ③の生理学的検査については, 医師の指示のもとに実施することが可能であるが, ①採血, ②検体採取, ④生理学的検査に関連する行為を行うには, 医師の具体的指示が必要とされる.

　臨床検査技師でない者 (名称停止中を含む) が上記①〜④の業務を行った場合だけでなく, 臨床検査技師であっても, 医師の指示 (具体的指示) に基づかずにこれらの業務を実施すれば, **保助看法違反として**刑事罰の対象となりうる (保助看法第 43 条).

3) 臨床検査技師の義務

　臨床検査技師は, その業務に付随して他人の秘密に触れる可能性があることから, **秘密を守る義務**が課されている (臨床検査技師法第 19 条). 守秘義務は臨床検査技師でなくなった後においても継続する. 医療は患者との信頼関係を基礎とするものであり, 守秘義務は医療倫理上の義務でもある. 当然のことながら, 臨床検査技師には医療従事者としての品位が求められ, その信用を傷つけるような行為をすることは許されない (臨床検査技師法第 18 条).

2　法的責任
1) 法的責任とは

　専門的知識・技術を有するとして国家資格を付与された臨床検査技師は, その職責に見合った法的責任を負担する. **法的責任**とは, 法律の定める要件を満たした場合に発生するものであり, 最終的には国家によって強制される責任をいう. 臨床検査技師は, **民事責任, 刑事責任, 行政責任**という 3 つの法的責任を負う. 「責任」には**道義的責任, 社会的責任, 倫理上の責任**などさまざまなものがあるが, これらは個人あるいは社会の倫理観・道徳観などに基づく責任であり, 国家によって強制されることはないため, 法的責任ではない.

2) 民事責任とは

　民事責任とは, 患者側が受けた被害 (損害) を金銭的に評価・算定し, それを患者 (死亡事故の場合には相続人) などに対して賠償しなければならない責任をいう. いわゆる「**損害賠償責任**」といわれるもので, 加害者に対し, 被害者が被った被害の弁償を強制することで, **被害者救済を図ることを目的**としたものである.

　民事責任には, 契約関係を前提とした**債務不履行責任** (民法第 415 条) と, 契約関係を前提としない**不法行為責任** (民法第 709 条・第 715 条) とがある. 診療契約は医療機関と患者との間で締結されるものであることから, 臨床検査技師が契約責任を負うことはないが, 臨床検査技師の①**故意または過失**によって, ②**患者に健康被害 (悪しき結果)** が生じ, ③その**因果関係**があると評価さ

具体的指示と包括指示

具体的指示とは,「臨床検査技師が裁量的に行う必要がないよう, できるだけ詳細な内容をもって行われる指示」をいう. 包括指示とは「具体的指示以外の指示」をいい, 標準的な検査やその基準をあらかじめ定めた文書などが代表的なものである.

れる場合には，不法行為責任（民法第709条）が発生する．臨床検査技師は医療機関や医師などと**連帯して**，患者側に生じた全損害を賠償しなければならない．

3）刑事責任とは

刑事責任とは，加害者の自由・財産などに一定の害悪を与えることにより，**応報**を科すとともに，**犯罪の予防や再犯防止**を図るなど，公益的見地からの責任をいう．医療事故の場合には，業務上過失致死傷の罪（刑法第211条）が問われる（**刑罰**）．刑法第211条は「業務上必要な注意を怠り，よって人を死傷させた者は，5年以下の懲役若しくは禁錮又は100万円以下の罰金に処する」と規定している．懲役は**破廉恥罪**（道徳的倫理的に非難される動機に基づく犯罪）に対するものという理解が一般的であり，不注意による医療事故においては「懲役」ではなく「禁錮」が選択される場合が多い．また，「罰金」は経済的負担を科すことにより刑事責任の目的を達するものである．

4）行政責任とは

行政責任とは，医療行為を行うことが不適当と判断される者に対し，免許の取消などの処分を科すことで，**医療の安全を確保**することを目的とした責任をいう．具体的には臨床検査技師法第8条・第4条に基づく処分（**行政罰**）が，これに該当する．①心身の障害により臨床検査技師の業務を適正に行うことができない者として厚生労働省令で定めるもの，②麻薬，あへん，または大麻の中毒者，③臨床検査技師の行う検査業務に関し，犯罪または不正の行為があった者につき，その免許を取り消し，または期間を定めて臨床検査技師の名称の使用の停止を命ずることができるとされている．

臨床検査技師の行う検査業務において，いわゆる医療ミスがあり死亡・障害の結果が生じた場合には，「犯罪（業務上過失致死傷）」と評価され，③の要件に該当することになる．

5）各法的責任の関係

民事責任，刑事責任，行政責任は，それぞれ独立した法的責任であるが，密接な関連性がある．民事責任と刑事責任の発生要件はおおむね重なっている．また，刑事責任に問われたことが行政責任の発生要件となっている．

もっとも，捜査機関による刑事責任追及は謙抑的（けんよくてき）に行われており，民事責任として被害回復が十分に図られた場合には，刑事責任追及は行われないことも多い．その結果，行政処分も回避できる．損害賠償保険に加入し，民事責任に備えることは，直接的には被害者救済を目的とするものであるが，副次的に臨床検査技師が刑事責任を免れるという効果も期待できる．

損害賠償保険

民事責任は「被害弁償」を目的としたものであることから，被害の大きさによって賠償額は異なる．そのためわずかな不注意（過失）であっても，結果が重大であれば賠償額は高額となる．死亡や重度後遺障害が発生した場合には，数千万円〜1億円を超える高額賠償となることもある．加えて，これに年3%の遅延損害金が付加される．身体に対する危険を伴う医行為を実施する臨床検査技師においては，損害賠償保険への加入が望まれる．

懲役と禁錮

2022年（令和4年）6月13日に，「懲役」と「禁錮」とを一元化し，「拘禁刑」とする法案が可決された．

第4章 感染対策

Ⅰ 感染対策の意義と考え方

1 なぜ感染対策が必要か

　患者が感染症を発症しやすくなる要因は**表4-1**に示すように，患者が有する各種の基礎疾患や医療行為に伴う医原的要因に分けることができる．また，医療施設内には**感染源**となる**感染者（保菌者）**が存在し，診療や看護の際に医療スタッフが病原体を伝播させることもある（**図4-1**）．**院内感染**として起こった感染症は，難治性で重症化しやすい傾向にある．また，病原体が院内で広がって**アウトブレイク**が発生すると，医療施設はさまざまな対応を迫られる．そのため，感染対策はすべての医療施設において必要な対応と考えられている．

院内感染

院内感染は入院患者に起こった感染症であり，健常人に起こる市中感染と対比して用いられる用語である．院内感染は「入院48時間以降に発症した感染症」という定義が一般的に用いられている．これは，入院後に感染の機会があって発症した感染症を院内感染ととらえているためである．ただし，感染症の種類によって潜伏期間は異なり，さらに本来患者が保菌していた病原体によって感染する例もあるため，この基準で明確に院内感染を鑑別できるわけではない．

表4-1　患者が感染症を発症しやすくなる要因

各種基礎疾患	医原的要因
・悪性腫瘍	・各種カテーテル挿入
・血液疾患	・人工呼吸器管理
・糖尿病	・各種手術
・AIDS，HIV感染症	・抗菌薬投与
・低栄養状態	・抗悪性腫瘍薬投与
・中枢神経障害	・免疫抑制薬投与
・外傷	・ステロイド薬投与
・熱傷	・臓器移植後
・先天性免疫不全	

要因

・各種基礎疾患
・各種医療行為
　→感染防御能の低下

・感染源の存在
・診療および看護
　→病原体の伝播

・抗菌薬の使用
　→耐性菌の増加

発生事例

・院内感染
　→難治性感染，重症感染

・アウトブレイク
　→多数の感染事例

必要な対応

・個々の患者への対応
　→患者や家族への説明，
　　積極的診断，治療

・伝播予防策の徹底
　→患者の隔離，予防策の見直し，
　　スタッフの再教育など

・組織としての対応
　→委員会の開催，情報共有など

図4-1　入院患者の感染リスクと必要な対応

1）入院患者の特殊性

　前述のように入院患者は，患者自身の基礎疾患だけでなく，手術や抗悪性腫瘍薬投与など各種医療行為に伴って感染防御能が低下しており，感染症のリスクは高くなる．さらに，感染症を発症した場合は，**重症化**したり，**入院期間の延長や医療コストの増大**につながる．そのため，入院患者の感染リスクをなるべく抑え，本来の疾患の診療に専念できるようにすることが大切である．

2）感染源としての患者

　医療機関を受診する患者がなんらかの感染症を有している場合，その病原体を周囲に広げる可能性がある．すなわち，患者自身が感染源となって他の患者に感染を広げる原因となりうる．たとえば外科的手術を目的に入院した患者が発熱し，インフルエンザであることが判明した場合，その患者が感染源となって院内でインフルエンザの患者が多数発生するようなケースはまれではない．インフルエンザにかぎらず，ノロウイルスや各種の耐性菌に感染している患者から他の患者に伝播することは少なくない．そのため，患者がなんらかの病原体に感染しており，それが他の患者に伝播しやすいと判断される場合には，病原体の種類に応じた感染予防策を行う必要がある．

3）医療安全の面から

　入院患者における感染症の発症は，一般的に，院内感染という用語が用いられている．医療施設内で感染症の多発事例が起こると，アウトブレイクという表現がなされる．院内感染もアウトブレイクも，完全に防ぐことは現実的に不可能である．ただし，いったん起こった場合は，医療関係者側の対策が十分であったかどうかが評価の対象となり，時にマスコミなど外部から非難されることも少なくない．そのため，感染対策は**医療安全**の面からも重要な事項として扱われる．

4）職員の安全管理の面から

　医療施設における感染症は，患者だけに発生するわけではない．感染している患者から医療従事者など施設の職員にも感染が広がる可能性がある．たとえばB型肝炎やC型肝炎の患者の採血に際してスタッフが針刺しを起こしてしまった場合，職員への感染が起こりうる．肺結核患者の場合は，医師や看護師だけでなく，診療放射線技師や受付の事務職員まで感染のリスクが高まる．また，逆に職員が患者に病原体を伝播する可能性も考えられる．たとえば医療従事者がインフルエンザに罹患した場合，同じ職場の医療従事者だけでなく，患者に伝播させてしまうリスクも考えられる．このような状況をふまえて，職員が患者から感染することを予防するとともに，職員が感染源とならないような対策も必要となる．

 病原体の持ち込み

院内感染として入院患者などに感染が広がる場合，その病原体は入院前から患者が保有し，持ち込まれた可能性も否定できない．その場合，潜伏期であれば無症状のまま入院し，入院後に発症して感染が発覚することもある．
新型コロナウイルス感染症の場合は，無症状の感染者も多く，入院時にPCRなどの検査を実施しても陰性と判定され，検査をすり抜ける例もある．その場合，感染が判明した時点ではすでに他の患者や医療従事者に感染が広がり，クラスターが発生していることも少なくない．

 クラスター

クラスターとは，もともと集団や群れという意味で用いられてきた用語である．通常，同じ特徴を有する人達が一部に集中して存在することをクラスターとよんでいるが，最近では新型コロナウイルス感染症に関連して，小規模な集団感染が起こった場合をクラスターとよぶようになっている．クラスターの明確な定義はないが，通常，1回の事例で5例以上の感染者が見つかった場合をクラスターとよぶことが多い．

表4-2　病原体の感染経路と医療施設との関連性

- 血液媒介感染
- 接触感染 ｝
- 飛沫感染
- 空気感染 ｝医療施設で常に注意すべき感染症

- 垂直感染
- 経口感染（食物媒介感染）｝医療施設で配慮すべき感染症

- 性行為感染
- 昆虫媒介性感染 ｝医療施設外で起こる感染症

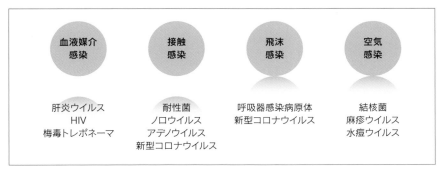

血液媒介感染	接触感染	飛沫感染	空気感染
肝炎ウイルス HIV 梅毒トレポネーマ	耐性菌 ノロウイルス アデノウイルス 新型コロナウイルス	呼吸器感染病原体 新型コロナウイルス	結核菌 麻疹ウイルス 水痘ウイルス

図4-2　感染予防策別にみた主な病原体

エアロゾル感染

咳やくしゃみなどに伴って吐き出される飛沫は5μm以上の大きさがあり，2m程度の距離しか到達せず，短時間ですぐに床に落下する．インフルエンザウイルスなど呼吸器系の病原体はこの飛沫によって感染するため，飛沫感染予防策が適応されてきた．一方で，新型コロナウイルス感染症の感染経路として，エアロゾルを介した感染が注目されるようになった．
エアロゾルは飛沫よりもさらに小さい粒子であり，空気中を長時間浮遊することが可能である．距離も空気の流れによって，これまで最大10m程度到達したという報告がある．ただし，エアロゾルはそれより遠くまで広がることはまれであり，空間全体に届く空気感染とは区別する必要がある．
なお，エアロゾルは咳やくしゃみでも発生するが，気管吸引などの処置によって多くのエアロゾルが発生する．

2　感染対策の基本的概念

1）病原体の感染経路

　感染症の原因となる病原体は，それぞれの感染経路を経て宿主に感染する（**表4-2**）．そのなかで医療施設と密接な関係がある感染経路は，**血液媒介感染**，**接触感染**，**飛沫感染**，および**空気感染**であり，それぞれ代表的な病原体がある（**図4-2**）．これら4種類の感染経路は，入院患者が他の入院患者あるいは医療関係者に病原体を伝播させるルートになりやすいため，それらを適切に遮断して病原体を伝播させない対応が必要となる．なお**垂直感染**は母親から子供への感染であり，経胎盤，経産道，母乳の3種類のルートがあるが，医療施設でも母親が保有する病原体を子供に伝播させないように対策がとられる．**経口感染**は主に食中毒であるが，院内で提供する食事が汚染されないよう配慮されている．

2）感染源から他の患者への感染経路

　医療施設内においては，感染者および保菌者が感染源となるリスクが高い．患者から患者へと病原体が伝播するルートは，①患者から他の患者に直接伝播，②汚染した院内環境を介した伝播，③汚染した医療器具などを介した伝播，④医療関係者を介した伝播，の4つが考えられる（**図4-3**）．病棟内に多くの患者が入院し，トイレや風呂などを共有し，各種の医療行為を実施しなければいけない状況下において，これら4つのルートはいずれも医療施設内の病原体の

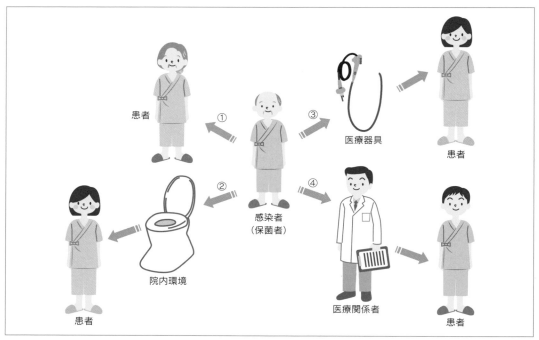

図 4-3　感染者（保菌者）からの他の患者への感染ルート

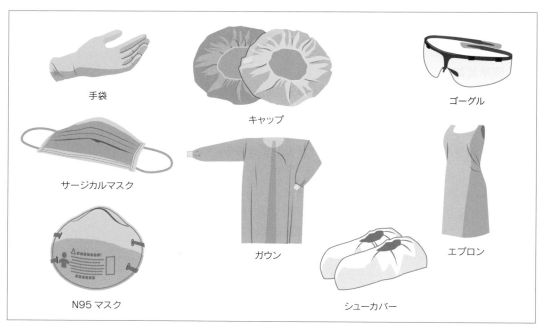

図 4-4　医療施設で用いられる個人防護具（PPE）

感染ルートとして重要である．特に，医療関係者は自らが病原体を媒介することがないように注意しなければならない．

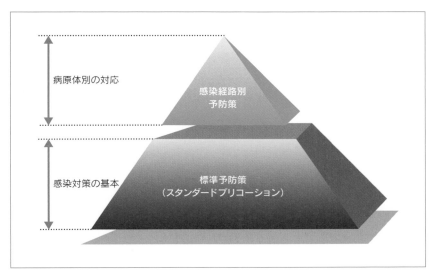

病原体別の対応

感染対策の基本

感染経路別
予防策

標準予防策
（スタンダードプリコーション）

図4-5　感染予防策の基本的考え方

3) 感染対策の基本的とらえ方

　感染対策においては，病原体を人から人へ伝播させないことが重要である．そのため，医療関係者は日常の業務のなかで，患者から患者に病原体をうつさないための対策を講じる必要がある．そのための方法としては，まず，医療関係者が病原体を受け取らないことが大切であり，手指衛生や手袋，ガウン，マスク，ゴーグルなどその他の**個人防護具**（personal protective equipment；**PPE**）を装着する（**図4-4**）．環境の汚染も考えられるため，患者周辺の物品や医療器具などの管理，病室の清浄化なども行われる．患者が周囲に病原体を広げやすい場合は，個室などに隔離することもある．

4) 標準予防策と感染経路別予防策

　感染対策の基本となるのが**標準予防策**（スタンダードプリコーション，standard precaution）である．個々の患者がどの病原体を有しているのかをすべて把握することは，現実的には困難である．そのため，どの患者もなんらかの病原体を保有しているものとして対応することが必要であり，標準予防策はすべての患者が対象となっている．

　感染経路別予防策は，病原体の種類に応じて個々の患者に対して行われる対策である．**接触感染予防策，飛沫感染予防策，空気感染予防策**の3種類に分類されている．これらの感染経路別予防策は標準予防策の実施が前提となっており，さらに個々の予防策が上乗せされて行われる（**図4-5**）．

5) 外因性感染と内因性感染

　体内に侵入してきた病原体は，定着，増殖の過程を経て感染症を発症させる．誤解を生じやすいのは，感染症を発症したからといって，その病原体がその直

前に伝播したとはかぎらない点である．すなわち，無症状の潜伏期間が長い場合や，すでに体内に存在していた病原体が再び増殖して発症に至る場合もある．一般的に，インフルエンザやノロウイルス感染症などは発症の数日以内に病原体が伝播した可能性が高く，「**外因性感染**」とよばれている．一方，帯状疱疹や結核の場合は，何年あるいは何十年も前に感染し体内に病原体が潜伏していた可能性がある．耐性菌による感染症も保菌状態が続き，抗菌薬の投与などがきっかけとなって発症に至る場合もある．このように，すでに体内に生存していた病原体による感染症を「**内因性感染**」とよんでいる．

Ⅱ 手指衛生

　医療関係者の手指は，医療行為の際に患者が有する病原体が最も付着しやすい部位であり，医療関係者の手指を介して，病原体を他の患者に広げる可能性は高い．そのため，**手指衛生**が感染対策の基本であり，最も重要な対策と考えられている．手指衛生の方法としては，**石鹸と流水による手洗い**，あるいは**擦式消毒薬**による手指消毒の2つがある．一般的に，手が目に見えて汚れている場合や血液その他の体液で汚染されているときは，石鹸と流水による手洗いを行い，その後で擦式消毒薬による手指消毒を行う．一方，目に見える汚れがなければ，擦式消毒薬による手指消毒のみを実施する．石鹸と流水による手洗いでは洗い残しがないよう，擦式消毒薬による手指消毒では消毒薬が手指全般に行き渡るように，決められた手順（**図 4-6**，**-7**）に従って丁寧に行う必要がある．なお，手袋をはずした後も手指衛生を行う．

擦式

すり込み式．「速乾性手指消毒薬（すり込み式手指消毒薬）」は手指にすり込んで使用し，洗い流す必要はない．

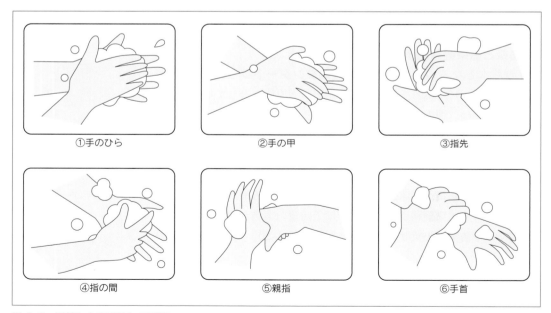

①手のひら　　②手の甲　　③指先　　④指の間　　⑤親指　　⑥手首

図 4-6　石鹸による手洗いの手順

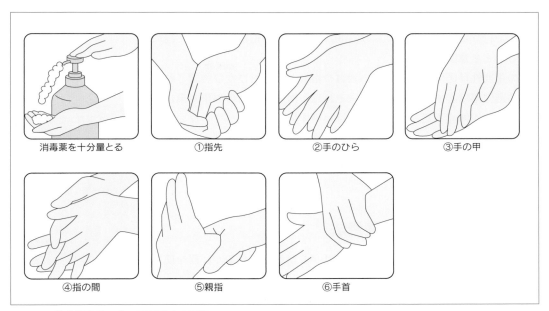

消毒薬を十分量とる　①指先　②手のひら　③手の甲

④指の間　⑤親指　⑥手首

図 4-7　擦式消毒薬による手指衛生の手順

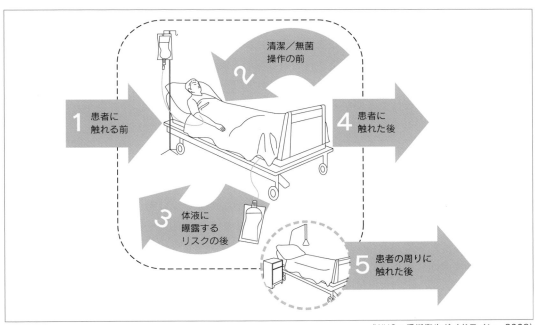

図 4-8　手指衛生の 5 つのタイミング（WHO）

（WHO：手指衛生ガイドライン，2009）

　どのタイミングで手指衛生を行うかについては，WHO（世界保健機関）が推奨する**手指衛生の 5 つのタイミング**（5 モーメント）が広く適用されている（**図 4-8**）．そのタイミングとは，①患者に触れる前，②清潔/無菌操作の前，③体液に曝露された可能性のある場合，④患者に触れた後，⑤患者周辺の物品に触

れた後，に分類されている．すなわち，①，②は患者に触れたり処置を行う際はきれいな手で行うことを意図しており，③，④，⑤は手指が汚染された後にきれいにすることを意図している．

手指衛生の重要性は医療関係者向けの教育や指導などでたびたび強調されているが，その遵守率は必ずしも高くない．それは，医療関係者の感染対策に対する意識の問題や，知識不足，手指衛生を行いやすい環境になっていないことなどが理由にあげられるため，職員向けの教育や擦式消毒薬の適切な設置などの環境整備が必要となる．なお，手指衛生は，医療関係者だけでなく，患者や面会者にも求められる．

Ⅲ 個人防護具（PPE）の使用法

PPE として下記に述べる各種の防護具（**図 4-4**）が用いられるが，何を使用するかは個々の状況に応じた判断が必要となる．

1 手袋

手袋は処置などの際に，患者あるいはその周囲の汚染部位などを触る可能性がある場合に装着する．通常は非滅菌のディスポーザブルの手袋が用いられる．同じ患者であっても，汚染部位からきれいな部位の処置に移行する場合は手袋を交換する．処置後の手袋はその表面が汚染されているものと仮定して，取り外す際は手に直接汚染部位が触れないように注意して，適切に廃棄する．また，手袋を外した後は，手指衛生を行う必要がある．

2 エプロン，ガウン

エプロンは医療関係者の衣服の汚染を防ぐのに用いられるが，長袖のガウンは腕など露出部位を広くカバーするために使用される．エプロンやガウンは水分が浸透しない撥水性で非浸水性のものが推奨される．エプロンやガウンは患者ごとに交換するが，体液などで汚染された場合などでは，衣服などの汚染を防ぐために可能なタイミングでなるべく早めに交換する．エプロンやガウンの使用後は，汚染された表面に触れないようにして廃棄し，手指衛生を行う．

3 マスク

医療現場で用いられるマスクは**サージカルマスク**と **N95 マスク**の 2 種類がある．サージカルマスクは一般的に広く用いられるマスクであり，主に飛沫感染の予防を目的に用いられるが，患者の体液などが飛散しやすい状況で用いる場合もある．N95 マスクはフィルター効果が高いマスクであり，結核など空気感染を起こす病原体や，高病原性の病原体などに対して用いる．なお，N95 マスクは医療関係者など周囲の人が装着し，結核の患者はサージカルマスクを着用する．マスクは鼻の部分でしっかり折り目を付けて覆い，顎の下まで引き伸

 エプロンとガウン

エプロンとガウンの主な違いは袖の有無である．エプロンは主に胴体部分をカバーしているが，袖がないため露出部位の汚染は避けられない．ガウンは袖を含めてより広くカバーできるため，病原体の種類や状況に応じて使い分けが行われる．

 ガウンテクニック

ガウンは手術や血管カテーテル検査など滅菌操作が必要な場合に用いる場合と，患者や汚染環境などの病原体による曝露を防ぐために用いる場合に分けられる．前者の場合は滅菌ガウン，後者の場合は未滅菌のガウンを使用する．ガウンはその他の PPE とともに適切な方法を守って着用し，汚染などに注意しながら医療行為を行い，正しく脱いで処理する必要がある．特に，滅菌操作の場合は清潔と不潔の部位を把握しながら対応する必要がある．

 サージカルマスク

サージカルマスクは英語では surgical mask（外科用マスク）となるが，広く医療領域で用いられるマスクや一般用の市販のマスクもこの名前でよばれることが多い．厳密には細菌や粒子を高率に除去する能力が高い性能が求められているが，市販のマスクがすべてこの基準を満たしているとはかぎらない．飛沫感染予防策には欠かせないものであるが，さらに濾過効率を高めた N95 マスクは，空気感染予防策に用いられる．

ばして，すき間のないように適切に装着することが重要である．

4 ゴーグル，フェイスシールド

患者の処置などの際に，医療関係者の目・鼻の粘膜に患者の血液や体液などによる汚染が予測される場合は，ゴーグルやフェイスシールドを装着する．さまざまな種類の製品が販売されているため，個々の製品に適した使用方法を用いる必要がある．

5 キャップ

患者の血液や体液などが飛散しやすく，頭部の汚染も考えられる場合はキャップを使用する．使用後は，頭部が汚れないようにはずす必要がある．

6 シューカバー

靴への汚染を防いだり，処置室などの床をきれいに保つためにシューカバーを用いることがある．ただし，装着時やはずす際に手指が汚れやすいので，手指衛生を適宜行う必要がある．

Ⅳ 標準予防策

1 標準予防策の対象

標準予防策（スタンダードプリコーション）は感染対策の基本として，すべての患者が対象となる（**表 4-3**）．患者がどのような病原体を保有しているかは検査を行わなければ明らかにすることはできないため，どの患者もなんらかの病原体を保有しているものとして対応することが前提となっている．患者の血液や体液，分泌物や排泄物，あるいは粘膜や傷口などに触れる可能性がある場合は，PPE を装着する．標準予防策は病原体の種類を問わず実施されるが，B型肝炎ウイルス（HBV），C 型肝炎ウイルス（HCV），HIV，梅毒トレポネーマなど血液媒介感染を起こす病原体に対しては，標準予防策のみで対応可能である．

表 4-3 標準予防策のポイント

概　念	誰でも病原体をもっている可能性がある
対　象	すべての体液，分泌物，排泄物や創傷，粘膜
患　者	すべての患者を対象
対　応	手指衛生，PPE の装着，環境整備

N95 マスク

0.3 μm の粒子を 95％以上捕集できる性能を有するマスク．主に空気感染予防が必要な結核などの病原体の感染対策に用いられるが，エボラウイルスなど高病原性の病原体に対しても用いられる場合がある．

個人防護具（PPE）の着脱順序

PPE を着用する際は，まず最初に手指消毒を行った後，ガウン→マスク→ゴーグル→キャップ→手袋の順序で行う．患者などに触れやすい手袋はきれいな状態にするため最後に装着する．PPE を脱ぐ場合は，最も汚染されている可能性が高い手袋から外す必要があるため，手袋→ガウン→キャップ→ゴーグル→マスクの順番で行う．なお，脱ぐ段階で手指が汚染する可能性があるため，途中で適宜，手指消毒を実施し，すべて脱いだ後にも手指消毒を実施する．

ユニバーサル・マスキング

無症状の人を含めて誰もが感染している可能性が考えられる場合，症状の有無にかかわらず全員がマスクを着用することで感染の広がりを防ぐことが可能になる．そのような考え方を基本として，感染リスクがあるような状況では，そこにいる全員がマスクを着用して感染を防ぐ方法を，ユニバーサル・マスキングとよんでいる．
新型コロナウイルスの感染拡大がみられてから，ユニバーサル・マスキングの考え方が広く浸透するようになったが，これは標準予防策とは別の対策として位置づけられている．

表 4-4　標準予防策の具体的実施項目

- ・手指衛生（手洗い・手指消毒）
- ・個人防護具の装着（状況に応じた PPE の使用）
- ・使用器具の取り扱い（適切な洗浄，消毒，滅菌あるいは廃棄）
- ・環境管理（病室の清掃，高頻度接触部位の清拭・消毒など）
- ・リネン類の管理（汚染リネンの消毒など）
- ・患者の蘇生時の対策（適切な PPE の使用）
- ・患者配置（状況に応じたベッドの配置）
- ・腰椎穿刺時の対策（術者のマスク装着など）
- ・安全な注射手技（注射針などの取り扱い，薬剤の汚染防止）

2　標準予防策の実施項目

　標準予防策は単に手指衛生や PPE の装着にとどまらず，実施すべき内容は**表 4-4** に示すとおり，環境への対策や処置の際の注意事項なども含まれている．注射針のリキャップは行わず，耐貫通性の専用容器に廃棄する．患者のケアに用いられる器具や物品，リネンや洗濯物の管理，日常の清掃などの環境整備も必要である．

Ⓥ 感染経路別予防策

　前述のように，医療施設においては血液媒介感染，接触感染，飛沫感染および空気感染の 4 つの感染経路が重要である．血液媒介感染を起こす病原体に対しては，前述のように標準予防策が適用される．それ以外の病原体には，接触感染予防策，飛沫感染予防策，あるいは空気感染予防策のいずれかを標準予防策に上乗せして実施する．ただし，発症後すぐに病原体の種類を決定できるとはかぎらないため，咳やくしゃみを認める患者には**咳エチケット**の対応を促すなど，病原体が判明していない段階においても，必要と思われる対策をあらかじめ実施しておくことが大切である．

　感染対策上，患者にとっては個室隔離などの制限を課される可能性があり，また，面会者にも手指衛生や PPE の着用などを義務づけなければいけない場合もあるため，患者や家族などに事前に説明を行い，了解を得ておく必要がある．また，担当する医療関係者のなかで，どの患者がどの感染予防策の対象となっているかなどの情報共有が適切になされなければならない．

1　接触感染予防策

　接触感染予防策は，多くの一般細菌や一部のウイルスに対して実施する．医療施設において接触感染予防策の対象となる一般細菌は**耐性菌**が主体であり，一部のウイルスや疥癬も含まれる（**表 4-5**）．接触感染予防策の実施は，病原体の有無を培養その他の検査で確認しておくか，臨床的に病原体を保有している

咳エチケット

インフルエンザなどの呼吸器感染病原体の伝播を予防するために，医療施設にかぎらず一般の人達にも推奨される感染対策である．咳・くしゃみがある場合はマスクの着用が必要であるが，マスクがなければティッシュなどで口と鼻を押さえ，使用後は適切に廃棄し，手洗いを行う．

表 4-5　接触感染予防策の主な対象病原体

①耐性菌
MRSA，緑膿菌（MDRP），VRE，ESBL 産生菌，AmpC 型 β-ラクタマーゼ産生菌，CRE，MDRA など
②一部のウイルス
ノロウイルス，ロタウイルス，アデノウイルスなど
③疥　癬

MRSA：メチシリン耐性黄色ブドウ球菌，MDRP：多剤耐性緑
膿菌，VRE：バンコマイシン耐性腸球菌，ESBL：基質特異性
拡張型β-ラクタマーゼ，CRE：カルバペネム耐性腸内細菌科
細菌，MDRA：多剤耐性アシネトバクター.

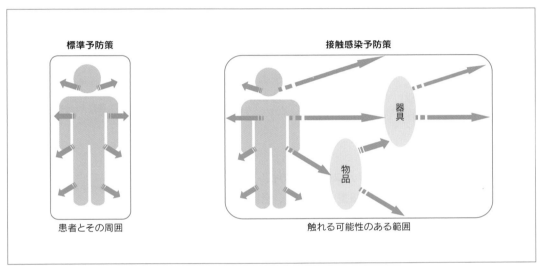

標準予防策　　　　　　　　　接触感染予防策

器具

物品

患者とその周囲　　　　触れる可能性のある範囲

図 4-9　感染予防策の対象となる範囲

可能性が高いと判断された場合に行う.

　接触感染予防策は患者と直接接触する場合だけでなく，患者周囲の汚染環境表面に触れる場合にも適用となる（図 4-9）. そのため，患者に触れなくても，患者の病室内で物品や器具に触れる場合は，PPE を着用するなどの対策を実施する. 血圧計，聴診器，体温計などの医療器具は患者専用にするのが望ましい. ベッド柵やドアノブ，手すりなどの**高頻度接触部位**は，消毒用クロスなどを用いて 1 日 1 回程度，清拭を行う. なお，患者はできれば個室での管理が望ましいが，部屋の空き状況なども考慮する必要があり，周囲への病原体の拡散の程度などを考慮して対応を決める必要がある.

2　飛沫感染予防策

　飛沫感染予防策は，呼吸器病原体などを主な対象として実施する（**表 4-6**）. くしゃみや咳などを訴える患者にはサージカルマスクを着用してもらう. また，その患者に対応する医療関係者もマスクの着用が必要である. 飛沫によって感

消毒用クロス

汚染された表面は消毒薬を吹きかけるだけでは効果は不十分であり，拭き取る操作を同時に行うことでより高い効果が得られる. そのため，第四級アンモニウム塩やエタノールを含有させた消毒用のクロス製剤が医療現場でも広く用いられている. 具体的には，ベッド周辺の手すりやベッドサイドテーブルなど患者周囲の環境や，体温計，点滴装置などの医療器材，ドアノブなどの高頻度接触部位などが使用の対象となる.

表 4-6　飛沫感染予防策の主な対象病原体

①一般細菌
百日咳菌，インフルエンザ菌，肺炎球菌，髄膜炎菌など

②ウイルス
インフルエンザウイルス，ムンプスウイルス，風疹ウイルスなど

③マイコプラズマ
肺炎マイコプラズマ

④クラミドフィラ（クラミジア）
肺炎クラミドフィラ，オウム病クラミドフィラ

染が広がる範囲は 2 m 程度といわれているため，患者間の距離を 2 m 以上あける必要があるが，患者がマスクを装着した場合はそれより短い距離でも許容される．患者間をカーテンやパーティションで仕切ることも行われる．患者は個室管理が望ましいが，インフルエンザの流行期など患者が多く発生した場合は，**コホーティング（集団隔離）**も行われる．なお，咳エチケットとよばれる対応策が一般向けには推奨されている．

3　空気感染予防策

空気感染予防策は，**結核菌，麻疹ウイルス，水痘ウイルス**が対象となる．空気感染予防策を必要とする患者は**陰圧個室**への収容が原則となる．空調にはHEPA フィルターを備えた装置が設置され，患者が入院している際は陰圧環境が保たれているかどうかのチェックが必要となる．患者はサージカルマスクを着用し，医療関係者や面会者が入室する場合は N95 マスクを着用する．N95マスクは使用者にうまくフィットしたものを用いて，マスクの周囲から息漏れがないかどうかを確認する．なお，麻疹や水痘の患者が入院する場合は，医療関係者のウイルス抗体価をあらかじめ検査して，十分な免疫を獲得している者を担当者とすることが望ましい．

ワクチン等による予防

一部の病原体に対しては，ワクチンなどであらかじめ免疫能を高めておくことで発症を予防することが可能であり，能動免疫とよばれる．医療施設の感染対策上重要なワクチンにはインフルエンザワクチンがあり，患者と医療関係者の両方が接種対象となる．さらに，医療関係者は感染症の患者にしばしば接触し，患者検体を扱うなど感染のリスクが高いため，インフルエンザ以外に B 型肝炎や麻疹，風疹，流行性耳下腺炎，水痘などのワクチン接種を含めた対策が必要となる．

エアロゾル感染予防

エアロゾルに対する感染予防策は，これまでの感染経路別予防策とは異なっているが，その方法が確立しているわけではない．重要な点としては，空気中を漂うエアロゾルを空間から排除するために換気を徹底することや，エアロゾルが多く発生しやすい場面ではサージカルマスクではなくN95 マスクの着用を求めていることである．

コホーティング（集団隔離）

医療施設内で同一の病原体による感染症の患者が多数発生した場合，複数の患者を同室に収容し隔離すること．個室が十分に確保できない場合などに適用される．

HEPA フィルター

HEPA（high efficiency particulate air）フィルターは高い性能を有するフィルターであり，大きさ0.3 μm の粒子を 99.97% 以上捕集できる能力をもっている．医療現場ではHEPA フィルターを通過した空気は理論的には病原体を含まない清浄な空気として扱われるため，無菌室など免疫不全が高度な患者の環境用には HEPA フィルターを通過した空気が供給される．一方，安全キャビネットは HEPA フィルターを通して病原体を含まない空気を外に排出させる．

1　インフルエンザ

　インフルエンザは毎年，冬の時期に流行を繰り返し，患者だけでなく，医療関係者にも感染が広がりやすい疾患である．そのため，冬の時期は院内でインフルエンザのアウトブレイクが起こりやすく，予防を含めた対策が重要な感染症である．インフルエンザの予防に用いられるワクチンはその時期に流行しそうなタイプを予測して作製されたものであり，実際に流行を起こすインフルエンザのタイプと合致するかどうかは年ごとに異なる．なお，インフルエンザワクチンは発症の予防よりも重症化の予防が主な目的として接種されている．医療施設の職員は，副反応など特に問題がないかぎりは，全員，ワクチンを接種することが望ましい．インフルエンザのワクチンは接種後，効果が得られるまで2週間程度を要するため，流行の時期を迎える前に早めの接種が必要である．また，ワクチンの効果が持続する期間は5カ月程度といわれている．

　インフルエンザの予防には，ワクチン以外に抗インフルエンザ薬の予防投与を行う場合がある．特にワクチンを未接種で，インフルエンザを発症すると重症化しやすい基礎疾患を有する患者が，マスクの装着なしに感染者から曝露を受けた場合は，オセルタミビルをはじめ，ザナミビルやラニナミビルの予防投与の適応と考えられる．なおその他のケースにおいては，個々の状況を判断して予防投与の適応が決められる．

 オセルタミビル（商品名：タミフル），ザナミビル（商品名：リレンザ），ラニナミビル（商品名：イナビル）

ウイルスが宿主細胞から別の細胞へと感染を広げる際に必要となるノイラミニダーゼを阻害することでインフルエンザウイルスの増殖を抑制する．

2　B型肝炎

　B型肝炎ウイルス（HBV）は，感染者の血液に曝露されることによって感染する可能性がある病原体である．医療関係者の感染は採血後の針刺しや，眼や口の粘膜に血液や体液が付着することなどが感染のきっかけになりやすい．そのため，技師を含めて患者の血液などに曝露される可能性がある職種は，HBVに対する免疫の有無の確認を行い，十分な抗体を有しない人はワクチンによって免疫を獲得しておく必要がある．

　HBs抗原・抗体検査によってHBs抗体陽性の場合は既感染者と判断され，すでに抗体を有しているためワクチンを接種する必要はない．また，HBs抗原陽性の場合はHBVに感染していると判断され，ワクチンの対象外となる．

　HBVワクチンは，HBVのHBs抗原粒子を精製した不活化ワクチンである．第1回目の接種の後，1および6カ月後の計3回接種を行い，1シリーズ終了となる．3回目の接種終了後，1〜2カ月後にHBs抗体が10 mIU/mL以上であれば免疫獲得と判定する．10 mIU/mL未満の場合は，さらにもう1シリーズ，改めてHBVワクチンの接種を考慮する．HBVワクチンについては，接種後いったん免疫を獲得しても，やがて抗体価が低下する場合も少なくない．ただしそのような場合でも発症予防効果は認められるため，ワクチンの追加接種は不要と考えられている．

　なお，HBVに対する免疫を有しない人がHBV感染者の血液に曝露された場合は，高力価抗HBsヒト免疫グロブリン（HBIG）の投与やHBsワクチンによ

不活化ワクチン

病原体を死滅させたものや，病原体の構成成分の一部，毒素を不活化したものなど，感染性を有しないワクチンを不活化ワクチンと総称している．一般的に不活化ワクチンは免疫原性が生ワクチンに比べて劣るため，誘導される免疫反応は弱く，有効期間も短い傾向がある．

る曝露後予防が行われる（第5章の「B-1 採血」を参照）.

3 麻疹，風疹，流行性耳下腺炎，水痘

　麻疹，風疹，流行性耳下腺炎，水痘は，主に小児が罹患しやすいウイルス性の感染症である．ただし成人でも免疫を有しない例があるため，医療関係者が感染患者からの曝露によって感染するリスクがある．そのため，十分な免疫をもたない人にはワクチンを適切に接種して感染を予防することが大切である．

　医療関係者は基本的に，これらの病原体に免疫を獲得したうえで業務に携わることが原則となっている．そのため，母子健康手帳など過去の予防接種の記録を確認することも行われるが，抗体価の測定によって接種の必要性を判断することが多い．具体的なワクチン接種の適応はガイドライン等によって定められているが，一部基準が異なっており，抗体価の測定法によっても値が異なる．ワクチン接種が必要と判断された場合には，基本的に2回の接種が原則となる．

　国内で使用可能なワクチンとして，個々の単独のワクチンに加えて，麻疹と風疹の混合ワクチンもある．注意事項として，4種類のワクチンはいずれも生ワクチンであるため，複数のワクチンを接種する場合は接種間隔を27日以上あける必要がある．ただし医師が特に必要と認めた場合は，複数のワクチンの同時接種が可能とされている．なお，胎児への影響を考慮して，妊婦は接種の対象外となっている．

生ワクチン
弱毒化した病原体を用いたワクチンであり，感染性を有している．不活化ワクチンに比べると免疫原性が高く，高い免疫反応が誘導され，長期間維持される．ただし，ワクチン株による感染に伴って副反応が出現する頻度も高い．

4 新型コロナウイルス

　新型コロナウイルスのワクチンは，メッセンジャーRNAワクチンが短期間で実用化され，国内外で広く使用されている．体内に注入されたメッセンジャーRNAは生体内の細胞に取り込まれ，新型コロナウイルスのS蛋白を自分自身の体内で合成する．これが抗原として認識され，ウイルスに対する抗体が作られる．このタイプのワクチンは当初は高い感染予防効果がみられたが，ワクチン接種者のブレイクスルー感染も少なからず起こるようになり，現在では重症化予防を主な目的として用いられるようになっている．

　本ワクチンの有効性を維持するためには，3回目以降のブースター接種が重要である．さらに各種の変異株が出現したため，その変異に合わせたワクチンを用いることで有効性が期待できる．国内で本ワクチンは生後6カ月以上のすべての人を対象として全額公費で接種が可能であったが，2024年4月からは自己負担が発生する．具体的には，65歳以上の高齢者と，60歳から64歳で基礎疾患がある重症化リスクの高い人は定期接種の対象となり，これ以外の人は任意接種の対象となる．

　国内ではすでに最大7回目まで公費負担による接種機会が与えられたが，2024年度からは年1回程度の接種頻度になり，推奨される対象者も限定される．

Ⅶ アウトブレイク

1　アウトブレイクの定義

　アウトブレイクとは，通常発生しているレベル以上に感染症が増加することを意味している．医療機関における感染症のアウトブレイクは，インフルエンザやノロウイルス感染症など流行性の感染症が院内で広まって複数の患者やスタッフが感染する場合が典型的である．しかしそれ以外にも，耐性菌の検出例が（保菌者を含めて）通常の頻度を超えて認められた場合もアウトブレイクと考えられる．また，感染者は1人であったとしても，通常は検出されることのない病原体が検出された場合は，その1例をもってアウトブレイクとして対応する必要がある．

2　アウトブレイクの検知

　インフルエンザウイルスやノロウイルスに感染した場合は，多くは呼吸器や消化器に関連した症状を認めるため，その症状をもとにして鑑別がなされる場合が多い．そのため，なんらかの感染症が流行している時期においては，その感染症に関連した症状の有無に特に注意しながら，患者の状態を観察する必要がある．また，多くの感染症に認めやすい共通の症状として発熱があり，さらに倦怠感や食欲低下などの非特異的症状も伴いやすい．そのため，普段から体温測定や患者の症状の確認が不可欠である．

　なお，患者に病原体が伝播しても，誰もが症状を認めるわけではない．特に耐性菌の場合は菌が伝播しても，その菌を保菌するだけで感染症に至らない場合も少なくない．耐性菌は培養検査以外に検出することがむずかしいため，なんらかの感染症が疑われた場合は積極的に培養検査を実施することが望ましい．また，病棟内での伝播が考えられる場合は，その病棟の入院患者などを対象として**スクリーニング**が行われる場合がある．

3　アウトブレイクが発生した場合の対応

　アウトブレイクが発生した場合の対応としては，感染源となる患者への対応に加えて，さらに感染を広げないための対策を併行して行う必要がある．感染者は個室に隔離，あるいは複数の感染者を一部屋にまとめて管理するコホーティングの措置が行われる．さらに病原体の種類に応じた伝播予防策が実施される．耐性菌によるアウトブレイクへの対応は多様であり，**表 4-7** に示すようなさまざまな対応が必要となる．アウトブレイクが疑われた時点では，正確な感染者（保菌者）の把握は困難であるため，必要に応じてスクリーニングを行う．さらに伝播経路を明らかにしてそれに対する対応を実施することで，さらなる感染の拡大を防ぐ措置が必要となる．

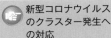

新型コロナウイルスのクラスター発生への対応

　新型コロナウイルスに対する医療機関の感染対策は，従来の感染症に比べるとさらに徹底されている．多くの医療機関では入院時に検査を実施して感染の有無を確認するとともに，入院後でも疑わしい症状があれば，積極的に検査を実施している．ただし，入院時の検査が陰性であっても，感染を確実に否定することはできず，入院後に発症して院内でのクラスターが発生することがある．また，医療従事者も家族が感染し家庭内感染を起こすなど院外での感染リスクもある．このように医療機関に新型コロナウイルスを持ち込まれるリスクは一般の病棟においても高く，院内で新型コロナウイルスを抑え込みながら日常診療を維持するのは難しい状況になっている．

　いったんクラスターが発生した場合は，感染者を的確に把握するために検査を頻回に実施し，病棟内の患者の移動を実施してエリアを分けたり，新規の患者の受け入れを中止するなど，各種の対策が講じられる．

表4-7 耐性菌によるアウトブレイク発生後の対策

・感染者および保菌者の把握 保菌者スクリーニング	・対策遵守の確認 現場における行動の確認
・アウトブレイクの確認 PFGE などによる菌の同一由来の確認	・病室確保および負担の軽減 新規入院の制限
・感染源への対応 感染者（保菌者）の隔離，コホーティング 接触感染予防策の実施	・情報共有 現場スタッフとの話し合い 院内への通知
・環境面への対応 環境調査 汚染部位の消毒	・職員の再教育 必要な感染予防策の確認 手指衛生，PPE 使用の指導
・伝播経路の検索 感染リスクの評価，解析	・抗菌薬の適正使用 抗菌薬の使用状況の把握 広域抗菌薬などの使用法の指導

PFGE：パルスフィールドゲル電気泳動.

4 アウトブレイクの予防策

アウトブレイクを予防するためには，普段から感染予防策を実施しておくことが重要である．標準予防策は感染症が発生していない段階においても適応される対策であり，どの患者にも実施される対策である．そのため，標準予防策を日常的に実施しておくことがアウトブレイクを防ぐ重要な手段となる．さらにインフルエンザなどの予防にはワクチンの接種が必要であり，患者だけでなく医療関係者もその対象となる．耐性菌のアウトブレイク対策としては，**アクティブサーベイランス**が有効とされている．ただし，対象となる患者や検体，耐性菌の種類などについては明確な基準があるわけではない．

Ⅷ 感染対策業務の組織化と実践

2007年（平成19年）4月施行の改正医療法により，無床診療所を含むすべての医療施設において，①院内感染対策のための委員会の開催，②院内感染対策のための指針の策定，③従業者に対する院内感染対策のための研修の実施，④感染症の発生状況の報告，その他の院内感染対策の推進を目的とした改善のための方策の実施，の4項目を含めた医療安全管理が義務化されている．

1 医療機関における感染対策組織

院内感染対策のための委員会は，**感染症対策委員会**などの名称でよばれ，診療部門，看護部門，薬剤部門，臨床検査部門，事務部門などの各部門を代表する職員などで構成され，通常，病院長を委員長として組織される．この委員会が医療施設の感染対策の意思決定を行う最高の部門として位置づけられている．この委員会は，少なくとも月1回の定期的な会議の開催が義務づけられている．

> **アクティブサーベイランス**
> 入院時あるいはそれ以前に，培養検査などを実施して病原体の有無を確認する方法．アクティブスクリーニングなどともよばれる．アクティブサーベイランスによって耐性菌などを有することが判明した場合，入院時から適切な感染対策を実施することができるため，有効な手段と考えられている．ただしその費用については，保険の適用は認められておらず病院側の負担となる．

また，多くの施設においては，**感染制御チーム**（infection control team；ICT）とよばれる下部組織が設置されている．ICT は医師，看護師，薬剤師，臨床検査技師など感染対策にかかわる各領域のスタッフで構成され，感染対策を実践する専門的組織として位置づけられている．

さらに，抗菌薬の適正使用を組織だって行うために，**抗菌薬適正使用支援チーム**（antimicrobial stewardship team；AST）が新たに設置されるようになった．AST も ICT と同じく多職種のメンバーで構成され，院内における感染症の治療が適切に行われているかどうかを確認し，必要に応じてアドバイスを行うなど診療面でのアプローチを積極的に行うことが期待されている．

2　院内感染対策マニュアル

各医療施設においては，院内感染対策のための指針，すなわちマニュアルを策定しておく必要がある．このマニュアルは各施設の実状に合った内容にする必要があり，状況の変化に応じて，適宜改訂しなければならない．

3　職員の教育

感染対策を必要とされる職員が全員，適切に実施するためには，教育が不可欠となる．通常，入職時にオリエンテーションの一部として行われるが，それ以降も定期的な教育の場を設ける必要がある．各医療施設は，従業者に対する院内感染対策のための研修の実施が義務づけられており，年に最低 2 回，全職員向けの感染対策の講習会等を実施しなければならない．また，必要に応じて各職種向けに研修会等を実施することが求められている．

4　サーベイランス

サーベイランスとは，一般的に調査や集計といった意味で受けとめられる場合が多いが，状況を正確に把握して必要な措置を講じる，というのが本来の趣旨である．院内において，感染症の状況を正確に把握するためには，いろいろな手法を通じて情報を集め，解析する必要がある．実際の方法としては，患者の症状などをもとに解析を行う症候サーベイランスや，患者から分離された菌の情報をもとに解析を行う分離菌サーベイランスなどがある．また，診療領域別に SSI サーベイランス，血流感染サーベイランス，尿路感染サーベイランスなどもある．これらのサーベイランス結果は，医療施設内では感染症対策委員会などに報告され，アウトブレイクなど問題があると判断された場合は必要な対策が協議され実施される．

なお，サーベイランスは一つの医療施設内にとどまらず，地域の複数の医療機関が連携して実施したり，JANIS など全国レベルのサーベイランスも実施されている．

感染制御チーム（ICT）
感染対策を実施する実動部隊であり，院内環境の整備，職員の教育，サーベイランスの実施，アウトブレイクの際の対応など，感染対策に関する各種の業務を担っている．臨床検査技師は微生物検査のエキスパートとして，院内における耐性菌の分離状況の把握や，耐性菌のアウトブレイクの際の患者スクリーニングや環境調査など，特に検査の面での貢献が期待されている．

マニュアル
職員が守るべき規則や遵守すべき内容などについて，組織の状況に合わせて作成された文書．ガイドラインが広く一般的に適用される推奨事項を述べたものであるのに対し，マニュアルは個々の医療施設や各部署の状況もふまえた具体的な内容が記載されている．

SSI：手術部位感染

JANIS：厚生労働省院内感染対策サーベイランス事業

5　感染対策の地域連携

　個々の医療機関が独自のやり方で感染対策を行ったとしても，それがすべて適切な方法であるとはかぎらない．そこで複数の医療機関が連携しながら感染対策に関する情報を共有したり，他施設からのアドバイスを受けることで改善につなげていく必要がある．従来まで医療機関相互の連携は不十分であったが，2012 年度（平成 24 年度）から診療報酬が改定され感染防止対策地域連携加算が認められるようになった．これにより感染対策の専任の有無などの条件によって加算 1，加算 2 に分けて施設が認定され，連携する施設同士で定期的にカンファランスを開催するなどの取り組みが積極的に行われるようになった．

　さらに，2022 年度（令和 4 年度）からは加算 3 が加わり，対象の医療機関が広がった．また，外来感染対策向上加算が新設され，外来診療における感染対策も重視されるようになっている．

　加算 1 の要件を満たすためには，医師，看護師，薬剤，臨床検査技師からなる感染制御チームを設置することが求められている．また，保健所，地域の医師会と連携して他の医療機関と合同で年 4 回以上のカンファランスを実施し，必要時に他の医療機関に院内感染対策に関する助言を行う体制を有するなど，これまで以上に施設間の連携が求められるようになっている．

第5章 各種検査等の手技に伴う注意事項・安全管理

A 総論

Ⅰ 臨床検査技師による検体採取，タスク・シフト／シェアの意義

　本章で取り扱う内容については，医療技術の進歩や医療を取り巻く社会情勢（患者ニーズなど）の変化に伴い，臨床検査技師の業務範囲の拡大が行われてきた歴史的背景を理解する必要がある．

　1958年（昭和33年）に臨床検査技師等に関する法律が制定され，臨床検査技師は検体検査のほかに，採血と一部の生理学的検査を実施できるようになった．それまでは，医師や看護師しか実施できなかった採血業務を臨床検査技師が担当できるようになったが，これは単に医師や看護師の業務の補佐ではなく，検体検査の第一歩は採血から始まると認識し，検査の専門職である臨床検査技師が採血を担うことの意義を理解することが重要である．すなわち，臨床検査技師が採血することで，検体量不足などの分析に向かない検体が得られた場合にはその場で再度採り直しを行うなど，精度管理の面で重要な役割を果たすことができる（**図5-A-1**）．その意味で臨床検査技師による採血業務は，基本的業務の一つと考えられる．

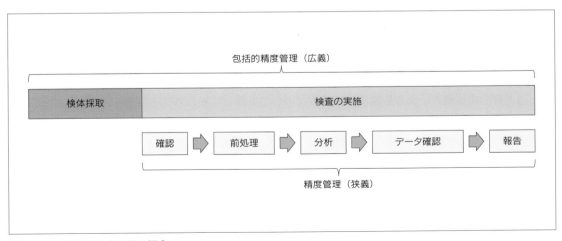

図5-A-1　包括的精度管理の概念

その後しばらくの間，臨床検査技師の業務拡大は行われなかったが，2000年代に入り，病院に勤務する若年・中堅層の医師がきわめて厳しい勤務環境におかれるようになり，その原因の一つとして，医師でなくても対応可能な業務までも医師が行っている現状が問題視されるようになった．2009年（平成21年），厚生労働省は「チーム医療の推進に関する検討会」を立ち上げ，医師の負担軽減のための他の医療職による業務分担について積極的な議論が展開され，その一環として臨床検査技師の業務も見直され業務範囲が拡大された．2015年（平成27年）から，一部の生理学的検査（嗅覚検査，電気味覚検査など）と微生物学的検査目的の検体採取〔①インフルエンザ等の検査における検体採取（鼻腔拭い液，鼻咽頭拭い液，咽頭拭い液，鼻腔吸引液等の採取），②細菌・真菌検査等における検体採取（表在組織から膿，表皮・粘膜表面などの直接採取や手足指から表皮の直接採取，頭部ブラシ法（白癬菌等の検出）），③糞便検査における検体採取（スワブを用い肛門部から便の直接採取）〕が追加された．

さらに，2019年（平成31年）から順次施行されている「働き方改革関連法」を受けて，残業時間の短縮は医師にも例外なく適応されることになった．しかし，これまで述べてきたように，従来型の医師の業務形態では，目標の残業時間〔年960時間以下／月100時間未満（例外あり）〕を達成することは困難であり，その実現のために多職種連携により医師の業務を減らしていこうというのが「タスク・シフト／シェア」の概念である．これを受けて，第204回通常国会において，「良質かつ適切な医療を効率的に提供する体制の確保を推進するための医療法等の一部を改正する法律（令和3年法律第49号）」が成立し，これにより臨床検査技師等に関する法律の一部が改正され，2021年（令和3年）10月から施行されることになった．法改正に基づき，タスク・シフト／シェアとして追加された10行為の業務を行おうとする場合は，あらかじめ，厚生労働大臣が指定する研修を受けなければならないとされている．その研修は，日本臨床衛生検査技師会が実施する研修とされた（令和3年厚生労働大臣告示第274，276号）．

以上の流れを受け，本章では採血，各部位からの検体採取，タスク・シフト／シェアについて，それぞれの手技上の注意事項と医療安全面での重要事項について述べる．特に各部位からの検体採取については，当初は微生物検査のための検体採取のみであったが，タスク・シフト／シェアにより追加された喀痰の採取と消化管内視鏡検査による組織検体の採取についても詳しく触れることにした．

働き方改革関連法
働き方改革を推進するための関係法律の整備に関する法律．医師の時間外労働の上限規制は2024年（令和6年）4月に施行予定．

タスク・シフト／シェアに関する厚生労働大臣指定講習会
詳細は日本臨床衛生検査技師会ホームページを参照（https://www.jamt.or.jp/task-shifting/law/）．

Ⅱ 検体採取における必要事項・注意点

採血をはじめとするさまざまな部位からの検体採取については，それぞれの項で詳細に述べられるが，ここでは，検体採取に共通する必要事項や医療安全上の注意点について述べる．

1　目的

　臨床検査技師による検体採取の主な目的は，精度の高い検査結果を得ることである．検体採取後の検査過程を十分理解していない医師や看護師が検体を採取した場合，分析に適さない検体が採取されたり，不適切な検体保管・運搬（不適切な温度，好気・嫌気の間違えなど）がなされたりする可能性がある．臨床検査技師は分析に適さない検体を理解しているので，すぐに再採取ができる利点がある．適切な温度や保存条件も熟知しているため，不適切な保管・運搬による検体の劣化を防ぐことができる．さらに，採取時に患者の状態が把握できるので，予想外の結果が得られた時には，検体取り違えや分析装置の異常などの原因が特定されやすくなる．

2　必要な知識（解剖・生理）

　適切に検体を採取するには，関連する臓器や部位の解剖と生理を熟知する必要がある．解剖を知ることで，どこまでが安全でどこを越えると危険なのかが予知できる．たとえば，腕の血管や神経の走行・バリエーション，動脈と静脈の構造上の違いなどを知らずに採血を行うことはできない．また，生理機能を知ることで採取に適切なタイミングをとらえることができる．さらに，対象となる疾患に関する知識も必要であり，これは患者と接するうえでも必要な情報になる．内服している薬剤に関する情報も必要で，たとえば，抗凝固薬などを内服している場合，採血後に十分な止血指導を行う必要がある．

3　検体採取の手技

　検体採取の部位に応じた特徴的な採取手技や使用器具があり，それらの特徴や使用上の注意点を熟知する必要がある．最近は，シミュレーション用のモデルや検体採取を補助する器具が利用できるようになっている．採取手技は，やはり実践を通じて向上するので，経験豊富な医師，看護師，臨床検査技師の指導のもとに経験を積んでいくしかない．

4　患者への配慮

　検査を受ける患者は不安である．しかし，検査の目的，内容，協力してもらうべき点，注意するべき点，起こりうる有害事象などをわかりやすく説明することで，患者は安心し検査に協力的になる．検体採取を行うに際し，挨拶や自己紹介は必須であるが，その際，主治医の指示のもと，臨床検査技師である自分が採取を行うことをあらかじめ患者に伝えておくと，患者の混乱を防ぐことができる．女性の肛門からの便の採取などに際しては，プライバシーに対する配慮が必要であり，原則として女性の看護師などの立ち会いのもとに行うことが望ましい．

5　検体採取の注意点

　検体採取中，無理な採取（何度も穿刺を繰り返すなど）や不適切な器具の使用は有害事象の原因となる．また，基礎となる疾患によっては採取中に患者の容体が悪化する場合もあり，十分な観察と適切な声掛けによって患者の状態を確認する必要がある．検体採取中は患者の安全を最優先とし，あらかじめ医師や看護師と相談し，検査（検体採取）中止基準を決めておくべきである．

　一方，検体採取を行う臨床検査技師自身も，針刺しや患者体液の粘膜曝露などによる感染のリスクがあることを十分理解し，正しい知識の修得と対策を心がける．最近では，どの施設でも感染発生時の対応マニュアルが整備されているので，普段から内容を理解しておくべきである．

6　検体採取後の対応

　得られた検体が目的の検査に適しているかをその場で判断し，適していない場合は患者に理由を説明したうえで再採取を行う．適切な検体が得られたと判断した場合には，患者に検査終了の声掛けをし，検体採取が無事終了したことを伝える．最後に，患者の容体を確認して患者から離れる．検体によっては，その場で検査を行って結果を出したり，その場で前処理をして検査室に運搬した方がよい場合もある．

B 検体採取

B-1 採血

1 目的

　臨床検査は，どの検査分野でも材料を採取するところから始まるといっても過言ではない．適切な検査材料の採取は，正確で精度の高い検査結果を提供するために重要である．血液は検体検査の材料として最も多く利用されている．その採取方法および採取後の処理は検査の目的に応じて多岐にわたるが，一つとしておろそかにできない．たとえば，血液一般検査や血液凝固学的検査では，血液が凝固していれば検査材料となりえない．

　採血の手技や検体保存の不手際により検査値に異常が出た場合，検査過誤ではすまされず，患者の生命をも左右することになりかねない．そのため，採血手技や検体保存の知識に精通している医療スタッフによる検体採取が望まれる．

2 解剖・生理

　臨床検査技師に許可されている採血部位は，四肢の静脈および毛細血管である．ここでは，一般的にもっとも頻繁に採血の対象となる上肢の静脈について解説する．

　血管には，動脈，静脈と毛細血管がある．動脈は心臓から血液を送り出す血管で酸素を多く含んだ血液が流れており，静脈は心臓に血液を送り返す血管で二酸化炭素を多く含む血液が流れている．そして，動脈と静脈とをつないで，血液と物質の交換を行っているのが毛細血管である．一般に，動脈は末梢にいくに従い分岐し，脈管同士が交通枝によって連絡するが，これを吻合という．静脈でも同様である．

　前腕（肘から先の末梢側部分）の骨は橈骨と尺骨の2本がある．親指側が橈骨，小指側が尺骨である．前腕を通る動脈，静脈や神経はこれらの名前が付けられている．2本の骨とほとんど平行に走行する静脈があり，橈骨側を橈骨静脈，もう片方を尺骨静脈という．

　血管には「深部（深層）血管」や「浅部（浅層）血管」の分類があり，骨に近ければ近いほど深く深部血管とよばれ，表層に近いほど浅部血管という．採血に使う静脈はすべて浅部静脈（浅静脈）であるが，そのなかでも特に浅いのが「皮下静脈」である．皮下静脈は皮膚と筋膜との皮下組織を走行しており，その走行は皮膚表面からもわかる．

1）浅層上肢（肘窩）の皮静脈

　個々人の血管は，一人として全く同じ走行をしていないが，多くは類似な走行である．一般的な走行について解説する．

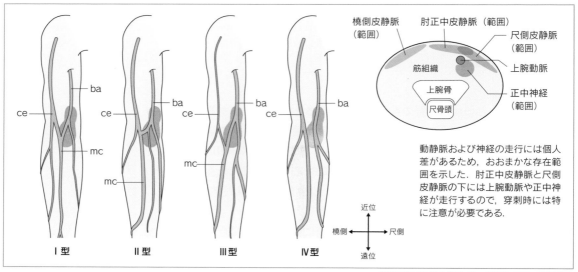

図 5-B1-1　皮静脈の走行
ba：尺側皮静脈，ce：橈側皮静脈，mc：肘正中皮静脈

（標準採血法ガイドライン（GP4-A3）一部改変）

　図 5-B1-1 に示すように，浅層上肢（肘窩）には橈側皮静脈（親指側）と尺側皮静脈（小指側）および肘正中皮静脈がある．これら 3 つの皮静脈の走行には 4 つのパターンがあり，最も多いのは肘正中皮静脈が橈側皮静脈と尺側皮静脈とを連絡している II 型である．採血で最も汎用される静脈は，橈側皮静脈と肘正中皮静脈である．

2）浅層上肢（肘窩）の皮神経

　腕の中には静脈だけでなく神経も走行している．**正中神経**は肘正中皮静脈，尺側皮静脈のすぐ下を通っている．内側前腕皮神経が尺側皮静脈の真横にあり，尺側皮静脈の下は尺骨神経が走行している．橈側皮静脈の近くにも外側前腕皮神経が，下には橈骨神経が走行している．

　肘窩の橈側には橈側皮静脈と外側前腕皮神経が走行しており，尺側には尺側皮静脈と内側前腕皮神経が近接して走行するため，採血時の注射針刺入の際は最大限の注意が必要である．特に尺側皮静脈では深部に正中神経，上腕動脈が走行しているため，神経損傷や血管損傷を起こす可能性が高いので注意が必要である．

　したがって，注射針を血管に刺入する場合は，血管の前面直上から刺入し，皮静脈を貫通しないよう細心の注意を払う必要がある．

　前述したが，これら静脈や神経の走行は一般的な話で，すべてのヒトでこのように走行しているわけではないことを理解しておくことが重要である．

3　検体採取の技術（標準採血法）

　採血は医療行為の一つであるが，看護師・臨床検査技師には条件つきで許可

されている.

臨床検査技師に許可された条件つき採血行為は以下のとおりである〔昭和45年（1970年）12月通達〕.

①医師の具体的指示による.

②検査の目的に限る.

③採血部位の制限（耳朶・指頭・足蹠の毛細血管，ならびに肘静脈，手背および足背の表在静脈，その他，四肢の表在静脈）.

④1回の採血量が20 mL以下であること.

⑤病院・診療所・保健所など医療機関内での採血.

なお，昨今の血液検査項目の増大に伴う医療現場の実態から，「患者の体調等を考慮したうえでの医師の指示の下では，臨床検査技師は必要に応じて20 mLを超える採血を行うことが許容される」こととなった〔平成20年（2008年）1月通達〕.

採血行為は他人の身体に触れ，注射針とはいえ他人の血管を傷つける行為になるため，法律で許可されていなければ傷害事件となる．もちろん，許可されているからといっていい加減な採血行為は許されない．解剖の知識，患者の状態など採血一般に関する知識をすべて備え，完全な準備のもとに採血を実施することが重要である.

以下に，標準的な採血の方法について解説する.

1）採血器具（写真5-B1-1）

（1）注射器

①プラスチック製ディスポーザブル注射器（シリンジ）

プラスチック製ディスポーザブル注射器（シリンジ）は1 mLから50 mLの容量のものまであり，γ線滅菌され滅菌ポリエチレンの袋に収納され，いつで

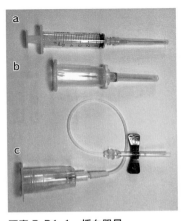

写真5-B1-1　採血器具
a：シリンジ，b：ホルダー，c：翼状針つきホルダー（ルアー型採血器具）.

 採血用注射器

シリンジの内筒は不要に動かさない．シリンジは，いずれのサイズのものでも，注射筒の先端の内筒の黒いゴムの部分と外筒のプラスチック部分に少し隙間がある．これは採血前に注射器を準備する際，注射針を装着し，内筒を押し込むために空けてある．内筒と外筒の摩擦を少なくするためゴムにシリコンが塗布されており，しばらく内筒を動かさないでいると，このシリコンが外筒に密着し動きにくくなる．内筒を押し込むことにより，密着していた黒いゴムとプラスチックがスムーズに動くようになる．1回押し込めば，あとはスムーズに動くので何回も動かす必要はない.

も使用できる状態で市販されている．検査のための注射器は通常 10 mL で間に合うが，最高でも 20 mL である．

②真空採血用器具：ホルダー

真空採血用器具の一つであるホルダーは，注射針を外筒に装着し，静脈を穿刺したあと，その内筒に規定量採血できる採血管を押し込むと，内部の陰圧の状態に応じた血液量が採取できる（**図 5-B1-2**）．

③ルアー型採血器具

汎用されている採血用注射器以外に，最近は翼状針とホルダーを一体化したルアー型採血器具が販売されている．他の採血器具に比較すると若干値段が高い．翼状針はシリンジ採血で使用する針（38 mm）より長さが短い（15 mm）ため，神経損傷を回避できる可能性が高く，推奨される．また，採血管に添加されている薬剤などの内容物の逆流防止や，内容物が未滅菌のときの感染防止にも役立つなどの利点もある．

(2) 注射針（写真 5-B1-2）

臨床検査に用いる静脈採血用の注射針は，通常，太さが 21G（ゲージ）か 22G で，長さが 38 mm のものを用いる．静脈採血用は針先の形状が鈍角（18 度）となっている**ショートベベル**（short bevel；SB）を用いる．筋肉注射用はレギュラーベベル（regular bevel；RB）で針先が鋭角（12 度）であり，皮下・筋肉内穿刺をする場合，針先が鋭利で痛みが少なくスムーズに刺入することができる．これを使用し静脈穿刺をすると，針先が鋭利であるため血管を貫通する可能性があり注意が必要である．

針の太さは数字が大きくなるほど細くなる．注射器に針を接合する部分を**ハブ**（「針もと」ともいう）という．ハブの部分の色も 21G は緑色，22G は黒色，23G は水色と，色でも注射針の太さが識別できるよう工夫されている．

採血に際しシリンジと針を接合した後の，シリンジからの針のキャップのはずし方を示した（**写真 5-B1-3**）．キャップをはずすときは写真 a に示すようにシリンジを縦に持つことがポイントである．キャップの先端を持ち，真上に引

注射針の太さと採血量

注射針の太さが 23G より細いと溶血を起こすことがあり，また採血に時間を要するので，採取量が少ない場合にはよいが，使用にあたっては十分な注意が必要である．

ベベル（bevel）

bevel は斜角や傾斜の意味．ショートベベル（short bevel）は針先の角度が鈍角で血管を突き破らないように工夫され，静脈注射や採血に使用されている．レギュラーベベル（regular bevel）は針先の角度が鋭角で痛みを少なくするよう工夫され，筋肉注射や皮内反応などに使用されている．

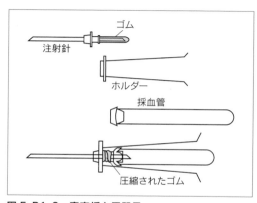

図 5-B1-2　真空採血用器具

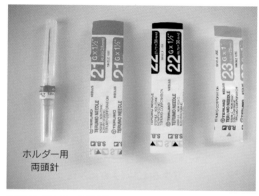

写真 5-B1-2　注射針

a　キャップのはずし方	b　キャップのはずし方（悪い例）	c　針のはずし方

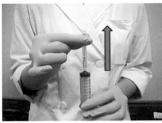
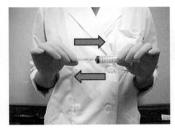
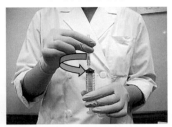

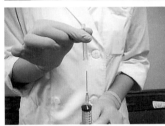
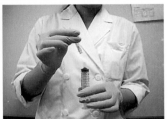

反動で指を刺すので注意.

キャップの先端を持ち，上に引っ張る.

キャップの先端を持ち回すとキャップ
ごとはずれる.

写真 5-B1-3　シリンジからの注射針のキャップと針のはずし方

っ張るとキャップは取れる．キャップの先端を持ちシリンジを横にしてキャップを引っ張ると，キャップがはずれた瞬間に反動で元に戻り指を刺すなどの事故が起こる（写真 b）.

　また，キャップの先端を持ち，回転させるとシリンジから簡単にはずれる（写真 c）.

(3) 駆血帯

　駆血帯（うっ血帯）は，採血時，穿刺部位より心臓側を縛って静脈の還流を阻止し，末梢静脈を怒張させて注射針による静脈への刺入を容易に施行させるためのものである．通常は長さ約 30 cm の軟らかいアメゴム管を使用する．

　現在では，駆血帯のゴム管の一端にクリップがついたものや，ゴム管ではなく幅 2 cm くらいのゴム帯で駆血しやすく改良されたものなどが市販されており，推奨される（**写真 5-B1-4**）.

(4) 腕枕

　腕枕は穿刺部位を安定させるために用い，前腕の逆屈側肘関節下に敷く（**写真 5-B1-5-a**）．高さを調節するための補助枕を準備しておくと便利である（**写真 5-B1-5-b**）.

> **シリンジ採血の注意点**
> シリンジ採血では，シリンジ本体と注射針をしっかり接続させていないとハブの部分から空気が入り必要量の血液が採取できないばかりでなく，凝固亢進や溶血が起こることがあるので注意が必要である.

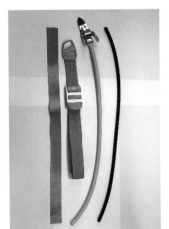

写真 5-B1-4　駆血帯

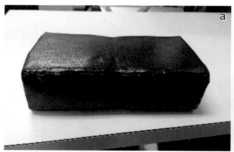
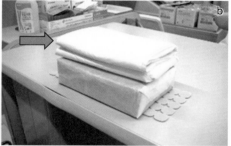

写真 5-B1-5　腕枕

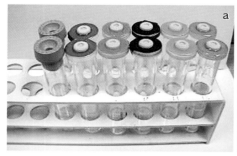
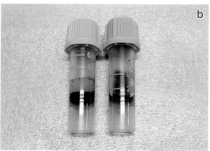

写真 5-B1-6　採血管（a）と微量採血管（マイクロティナ®）（b）

（5）採血管（写真 5-B1-6）

　採血管は各検査目的に応じて抗凝固剤入りや血清分離剤入りの採血管が市販されている．また，そのような採血管には規定量採血できる（たとえば 2 mL 用であれば血液が 2 mL しか採血管に入らない）陰圧採血管があるので，これを利用すると便利である．日本では採血管のキャップの色で区別されており，たとえば赤血球沈降速度の採血管であればオレンジ色，血液凝固検査用は黒色，ヘパリン入り採血管は緑色，血算用採血管は紫色，血糖用採血管は灰色，抗凝固剤が何も入っていないプレーン採血管は茶色のように使い分けている．

2）採血条件

　採血は大きく分類すると 500 μL〜1 mL くらいまでの少量採血と 1 mL 以上の多量採血があり，前者には毛細血管採血，後者には静脈血管採血がある．**少量採血**は部位として耳朶・指頭・足蹠が選択される．**多量採血**は肘正中皮静脈・橈側皮静脈などと，手背や下肢の伏在静脈など四肢の表在静脈が選択される．

　採血にあたっては，その手技に熟練することはもちろんのこと，患者接遇にも細心の注意を払い，事故や失敗がないよう心がけることが必要である．

3）抗凝固剤，解糖阻止剤

　抗凝固剤は**抗凝固のメカニズム**の違いにより大きく 2 つに分類される．1 つ

表 5-B1-1　血液学的検査に用いる抗凝固剤と解糖阻止剤

		必要量（1 mL あたり）	抗凝固作用	使用目的	備　考
抗凝固剤	EDTA-2K	1.5〜2.0 mg	Ca²⁺キレート結合による凝固阻止作用	血球数算定，血液像，細胞表面抗原検査など	リンパ球培養など Ca²⁺ が必要な検査には不可
	クエン酸ナトリウム	3.8%，3.2%濃度が使用されるが，109 mmol/L が等張で推奨される	Ca²⁺キレート結合による凝固阻止作用	凝固・線溶検査，血小板凝集能検査，赤血球沈降速度など	凝固・線溶検査（血液 9 容：1 容），赤沈検査（血液 4 容：1 容）
	ヘパリン	0.01〜0.1 mg（1.2〜12 単位・液状）	抗トロンビン作用（アンチトロンビンの触媒作用として作用）	血液培養，染色体，血液ガス，白血球機能検査など	ヘパリン自身には抗凝固作用はない
解糖阻止剤	フッ化ナトリウム＋EDTA 塩	NaF 2〜4 mg＋EDTA塩1.2〜2 mg	EDTA の Ca²⁺キレート結合による凝固阻止作用	血糖値	フッ素が解糖系酵素のエノラーゼ活性を阻止

はカルシウムイオンをキレート結合し凝固を阻止するもので，もう 1 つは抗トロンビン作用を利用して凝固を阻止する．

　血液学的検査に用いるにあたり適当な抗凝固剤の条件は，①粉末であること，②安定な物質であること，③使用濃度の浸透圧が血球とほぼ同等で形態学的変化や染色性の変化を起こさせないこと，などがあげられる．その選択は使用目的により異なる．

　また，血糖検査などでは採血後全血状態で放置すると，赤血球内でエネルギー確保のために解糖系回路が作用するために偽低値を呈するので，**解糖阻止剤**（フッ化ナトリウム）を添加する必要がある．

　血液学的検査に用いる抗凝固剤および解糖阻止剤について**表 5-B1-1** に示す．

4）標準静脈採血法

　静脈血採血は，多量の血液が必要な場合に行われる採血法である．本採血法は主に，血液一般（血算）・血液凝固・臨床化学・免疫血清など一連の臨床検査のために行われている．

　ここでは，外来検査室などで実施する標準的な静脈採血法の手順と注意事項を解説する．

　内容を細かく説明する前に一連の採血手技を示し，その手技の詳細や注意点を対応する形で後述する．

（1）採血一連の手技（静脈血シリンジ採血の場合）

　①採血に必要な器具一式を準備・確認する．
　②患者確認を行い，患者に採血姿勢をとってもらう．
　③手袋を装着する．
　④腕を腕枕の上に出してもらう．
　⑤採血部位を決め駆血帯を装着する．
　⑥穿刺部位の皮膚を消毒用アルコールで清拭する．

解糖阻止剤　フッ化ナトリウム（NaF）
血糖測定用に利用される試験管には NaF が添加されている．NaF は解糖系のエノラーゼ活性を阻害して解糖阻止を行う．

EDTA 塩
NaF に追加する抗凝固剤の EDTA 塩は，EDTA-2Na でも EDTA-2K のどちらでも構わない．いずれの採血管もそれぞれ企業から販売されている．Na は K に比較し溶解度が小さいため，以前は EDTA-2Na で採血した場合に凝固する検体があった．しかし，最近では技術の進歩により EDTA-2Na でも凝固する検体はなく，両者が使用されている．なお，血球検査（血算）は従来からの EDTA-2K が汎用されている．

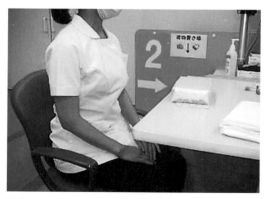
写真 5-B1-7　採血姿勢

⑦親指を中にして手を握ってもらい血管を怒張させる.

⑧アルコールが乾燥してから,選択した穿刺部位を穿刺する.

⑨注射器をしっかり固定し,内筒をゆっくり静かに引き,血液を吸引する.

⑩規定量血液が採取できたら,手を開いてもらい,駆血帯をはずす.

⑪針を抜き,消毒綿を穿刺部位に置き,揉まないでしっかり3〜5分間,おさえてもらう.

⑫注射器から針を取り,採血管に分注する.

⑬分注後は,抗凝固剤の採血管に採取した場合は転倒混和などを行い,よく攪拌する.

(2) 採血手技の詳細と注意事項

①検査項目・採血管・採血量の確認

　検査目的により採血管が異なるので,採血管が適切であるかと同時に,採血量の確認を行う.採血前に医師の指示による検査のための採血であること,採血合併症などについて口頭で説明する.

　採血器具の詳細は前述のとおりである.

②患者確認と採血姿勢

　採血対象患者と準備された採血管が一致しているか確認する.患者と対面したら,患者に名乗ってもらう前に,まず術者がネームプレートを見せながら先に名乗る.患者の確認は,患者自身に姓名を名乗ってもらうことが重要である.また,同姓同名の患者がいることを考慮すると,次に生年月日を答えてもらうとよい.

a. 採血前の確認事項

　以下に示す内容については,採血前に必ず患者に確認が必要である.

・アレルギーの有無(特に消毒薬のアルコールや術者の装着するラテックス手袋など)

・手術などにより採血を回避する部位など

・以前,採血時に気分が悪くなったかなどの既往(血管迷走神経反応など)

・抗凝固薬投与の有無

良い例（アームダウンになっている）　　　　　　　補助腕枕

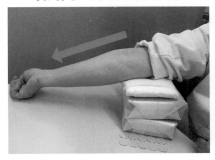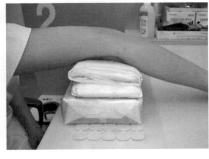

悪い例（枕が肘の真下から外れている．
枕は腕を真っ直ぐに伸ばすために使用する）　　　腕枕の使い捨てペーパー

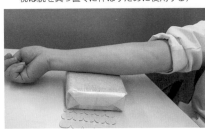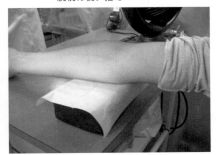

写真 5-B1-8　腕枕の位置

b. 患者の姿勢（写真 5-B1-7）

　患者に最適な姿勢をとってもらう．椅子は肘つき椅子を準備する．患者の具
合が悪くなるなどしたときに椅子からの転倒，転落を防ぐために推奨される．
　過去採血時に気分が悪くなったなどの既往患者では，最初からベッドでの採
血も考慮する．また，下肢の伏在静脈からの採血もベッドでの採血対象となる．

③術者の手袋装着

　手袋装着は患者から術者および術者から他患者への交差感染を防ぐために必
須である．手袋は患者ごとに交換するのが原則である．また，手袋装着前には
必ず速乾性擦式手指消毒薬による手指の消毒や，石鹸などによる手洗いを行う
ことも重要である．

④腕枕の位置（写真 5-B1-8）

　腕枕はぐらつきやすべることがないよう準備する．真空採血では採血管の血
液が逆流しないように**アームダウン**が理想的である．シリンジ採血や翼状針採
血では特に問題にならない．血液で汚染された場合は交換し消毒する．また，
腕枕に使い捨てペーパータオルを置き，患者ごとに交換することも推奨される．

⑤駆血帯装着

　駆血は血液採取する血管を怒張させ，注射針の刺入を安全かつ十分に確保す
るために実施する行為である．駆血帯の装着位置，強度，駆血時間に注意が必
要である．

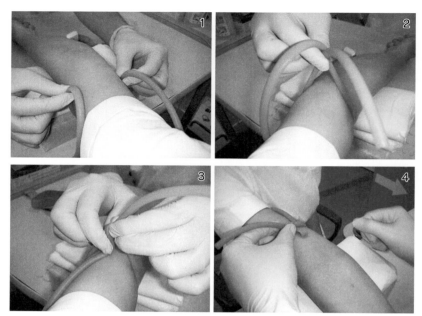

写真 5-B1-9　駆血帯の巻き方

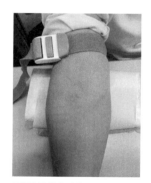

写真 5-B1-10　ベルクロ
（面ファスナー）タイプの駆
血帯を装着した様子

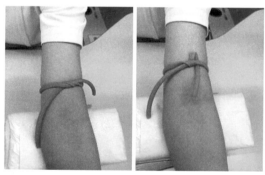

写真 5-B1-11　駆血帯の巻き方（悪い例）
左はゴムを縛ってあるため，ゴムをはずしたいとき摩擦が大
きく簡単にはずせない．右はゴムの端が採血針を刺入するの
に邪魔である．また，ゴムの端が針に触れると不潔にもなる．

　縛る部位は，穿刺部位より 5～10 cm 心臓側である．縛り方は，患者の腕を
ゴム管で巻き，上腕（駆血する場所）まわり下から 70％ くらいから両手でゴム
管を引き上げ，そのゴム管を交差させ，ゴム管の一端を折り曲げて他方のゴム
管の上方から皮膚の間に挟み込む．

　駆血帯は動脈血の血流を妨げず，静脈の血流を適度に駆血する適切な強さで
縛る．橈骨動脈の脈拍が触れないようでは虚血になってしまい，静脈の還流が
ないため血管の怒張はみられない．

　駆血帯の巻き方を**写真 5-B1-9**，**-10** に示す．また，**写真 5-B1-11** には誤
った駆血帯の巻き方を示す．

 駆血帯の駆血圧

適切な駆血圧は被採血者の
状態によるが，ゴム管で70
～95 mmHg，ベルトで45
～95 mmHg との報告があ
る．

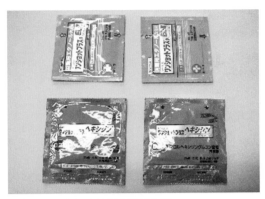
写真 5-B1-12　1 回分包装消毒綿

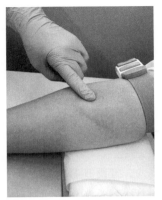
写真 5-B1-13　候補血管選択法
血管触知の指はシリンジを持つ手
と反対の人差し指で行う.

⑥穿刺部位皮膚の消毒

　通常，70％消毒用アルコールを使用するが，アルコール過敏症患者にはグルコン酸クロルヘキシジンなど他の消毒薬を用いる．現在では，皮膚消毒用として 1 回分ごとに包装した消毒綿もあるので便利である（**写真 5-B1-12**）.

⑦血管の怒張

　血管が確認できないときは，手先で皮膚の上を軽く叩くか，手を開き再び握る操作（パンピング）を数回繰り返してみる．過度なパンピングは検査値に異常をきたす可能性があるので注意する必要がある．それでも確認できない場合は，40℃くらいのお湯に前腕を入れて温めるか，熱い蒸しタオルで 10 分間くらい温めると確認しやすくなる.

⑧血管刺入場所の確認

　刺入場所（いつも採血される血管）は患者自身がよくわかっている場合が多く希望を聞いてもよいが，最終的に決めるのは術者である.

　採血部位は神経損傷を回避できる場所が第 1 選択となる．通常，橈側皮静脈が第 1 選択であるが，初心者では肘正中皮静脈が選択される（**図 5-B1-1**）．これは，肘正中皮静脈は血管が太いこと，血管可動性が少ないことによる．しかし，この部位付近には正中神経が走行しているので注意が必要である.

　候補血管は利き手と反対の人差し指で走行，弾力，可動性を確認して決定する（**写真 5-B1-13**）．針を刺入して患者がしびれを訴えたらすぐに抜針する．また，針を刺入してから血管を探るのは回避すべきである.

　採血にあたっては患者の状態に注意して，できるだけ患者に声をかけ，患者の緊張を和らげるよう努力する．気分が悪くなったら，無理をせず，素早く対応する.

　採血は駆血帯を装着してから 1 分以内に終了する． 1 分以上の駆血では，組織液の混入や凝固活性によって，細胞成分の測定値や凝固検査の測定値に影響が出る可能性がある.

> **パンピングと臨床検査値**
> 激しく頻回のパンピングを行うと，臨床化学検査項目の検査値が上昇する場合がある．カリウムはその代表で，10％程度上昇する.

> **注射針刺入のポイント**
> 駆血帯を巻き，親指を中にして手を握ってもらうと血管が怒張してくる．怒張した血管の最も太くなっている箇所は穿刺せず，5 mm くらい手首側の方から穿刺すると，目標とする最も血管が太いところに注射針の針先がくる.

> **注射器の取り扱い**
> 注射針のリキャップは絶対にしてはいけない．医療従事者の針刺し事故でもっとも多いのは，採血後や注射後のリキャップである．採血後のシリンジは針がついたまま医療廃棄物容器に捨てることが重要である．シリンジと針を分別して廃棄することも事故のもとである.

⑨注射器の固定

　注射器をしっかり固定していないと，内筒を引いているうちに針が抜けてしまう．シリンジを持つ指を患者に密着させることも推奨される．内筒を強く引くと患者の血管壁が針先に付着し，血液が吸引できなくなる．

⑩抜針

　すべての採血が終了したら，駆血帯を外し，針を抜き，穿刺部位をアルコール綿でおさえる．駆血帯をはずす前に握っていた手を開くと，血管の怒張が減少するので抜針後の出血が少なくてすむ．

　刺入から抜針までの流れを，**写真 5-B1-14**（シリンジ採血），**写真 5-B1-15**（翼状針採血），**写真 5-B1-16**（ホルダー採血）に示す．

⑪止血

　抜針後は，患者に 3〜5 分間採血部位を揉まないでしっかり圧迫するように説明する．止血しにくい場合は適宜止血テープを使用し，十分な止血に努める（**写真 5-B1-17**）．

⑫採血管への分注と混和

　真空採血管で採血する場合は，特に順番は決まっていないが，まず液状の抗凝固剤で血液との比率が正確でなければならないものから採取し，次に血清採取用採血管（プレーン管）に採取する．

　シリンジ採血の場合は，液状の抗凝固剤で血液との比率が正確でなければな

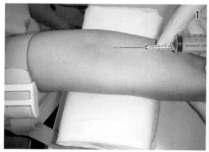
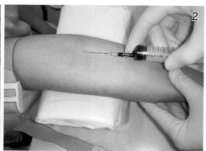
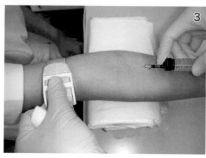
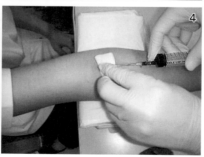

写真 5-B1-14　シリンジ採血の様子
1：血管を確認後，適切な穿刺部位の約 5 mm 手前から針を刺入する．
2：必要量の血液を採取するが，針先に集中して針が抜けないように注意する．
3：必要量が採取できたら手を開いてもらい駆血帯をはずす．
4：抜針し，アルコール綿でしっかりとおさえるよう患者に伝える．

止　血

筋肉注射後はよく揉んだほうがよいが，採血では，揉むと刺入血管の損傷部位から出血し青くなることをよく説明する．

止血テープ

採血後，絆創膏を塗付するだけでなく，写真のように止血テープをすると，再出血し服を汚すことや皮下出血を防ぐことができるため，推奨される（**写真 5-B1-17**）．

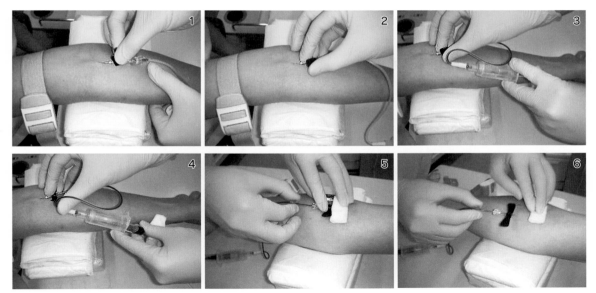

写真 5-B1-15　翼状針採血の様子
1：血管を確認後，適切な穿刺部位の約 5 mm 手前から針を刺入する.
2：刺入先をしっかりと固定する.
3：採血管をホルダーに差し込む.
4：必要量の血液を採取するが，針先に集中して針が抜けないように注意する.
5：必要量が採取できたら手を開いてもらい駆血帯をはずす. 針は，抜針すると同時に自動的に安全装置内に収納される.
6：アルコール綿でしっかりとおさえるよう患者に伝える.

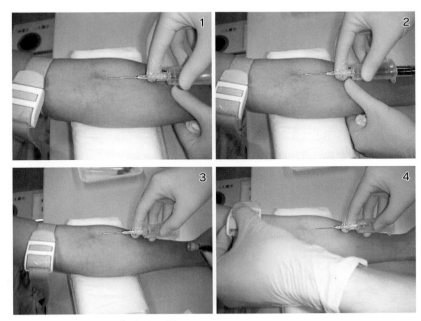

写真 5-B1-16　ホルダー採血の様子
1：血管を確認後，適切な穿刺部位の約 5 mm 手前から針を刺入する.
2：必要量の血液を採取するが，針先に集中して針が抜けないように注意する.
3：必要量採取後, 採血管をホルダーから取るときは針先に集中して針が抜けないように注意する.
4：採血管を取ってから駆血帯をはずす.

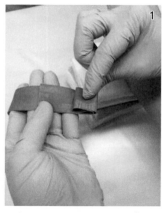
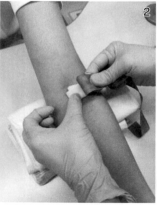
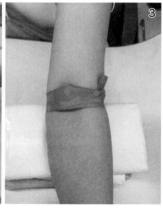

写真 5-B1-17　止血テープ
1：使い捨て用ゴム製止血テープの端を 2 cm くらいの大きさで 3 回折り込む．
2：止血用のアルコール綿の上に折り込んだ止血テープを置く．
3：止血テープを腕に 1 回転させ，他方の端を止血テープに挟み込む．

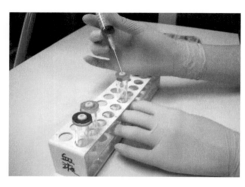

写真 5-B1-18　採血管への分注
採血管の上部を支えて分注するのではなく，試験管立ての下側で採血管を支えることがポイント．これであれば針刺し事故のリスクを軽減できる．

らないものから順次分注する．抗凝固剤入りの採血管は，少なくとも 4〜5 回は静かに転倒混和する．分注時には針刺し事故が起こらないよう特に注意する．

　シリンジ採血の場合の分注の様子を**写真 5-B1-18** に示す．できるだけ注射針から手を離して採血管に針を刺すようにする．分注後はどの採血管も転倒混和を行う．強く混和（シェイク）すると溶血を起こすので静かに行う．

⑬採血管の採血順序

　複数の採血管で真空採血を行う場合，採取する採血管の種類や組み合わせ，検査項目により，最適な採血順序が決まる．

　採血針を血管に刺入してすぐに採取される血液には，損傷した細胞からの組織液が若干含まれる．組織液が混入すると，血液凝固の原因になる可能性がある．凝固検査の検査値に影響があり，たとえば 1 本目と 2 本目では APTT（活性化部分トロンボプラスチン時間）に約 20％の差が生じることも報告されている．

 採血管への分注
採血管への分注順位は，どの順序で採取しても影響ないとされているものもある．

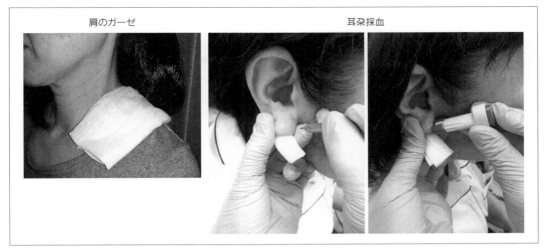

肩のガーゼ　　　　　　　　　　　　　耳朶採血

写真 5-B1-19　耳朶採血の手順

5）毛細血管採血法

（1）目的

　毛細血管採血は，乳幼児および成人で静脈血採取が困難な場合に対象となる．

　また，検査が少量の血液ですむような，たとえば血算あるいは臨床化学検査で依頼項目の少ない場合や，塗抹標本だけが必要な場合に限られる．

　採血部位として耳朶・指頭・足蹠が選択される．わが国では，成人および幼児では耳朶が，新生児やまだ一人歩きできない乳幼児では足蹠の採血が，一般的に行われている．

　採血にあたっては，いずれの場合でも自然に流出する血液を採取すべきで，みだりに圧迫し，絞り出すようなことは避ける．組織液が混入し血液成分の分析成績に変化をきたすばかりでなく，血液が凝固してしまい，血算は測定不能となる．

　最近は，血算検査や臨床化学検査のための毛細血管採血の特別な容器（マイクロティナ®, ベクトン・ディッキンソン社）が市販されているので，利用すると便利である．

（2）採血方法

①耳朶採血法

　耳朶は指頭に比較し鈍感であること，また，採血手技が患者にみえないことから，わが国ではよく選択される．

　採取部位は耳朶の最下縁部分（耳たぶ）が最適である．この部位は毛細血管に富み出血量が比較的多く，穿刺後，血液がすぐ下方に流れ，採血管などの容器にとりやすいなど処理しやすい．また，採血後の圧迫止血も行いやすい．耳介軟骨側は毛細血管が少なく，また採血しにくいなど処置に不適であり推奨できない．

　耳朶採血は以下の手順で行う（**写真 5-B1-19**）．

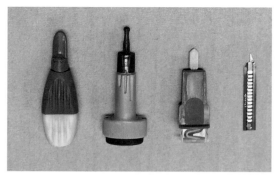

写真 5-B1-20　毛細血管採血の器具（ランセット各種）

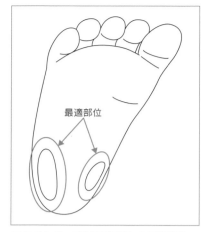

最適部位

図 5-B1-3　乳児足蹠採血の最適部位

a. 患者の着衣を汚さないように，滅菌ガーゼなどを襟あるいは肩に掛ける．
b. 穿刺部位を消毒用アルコールでよく清拭し乾燥させる．
c. 耳朶の裏面から術者の左人差し指（示指）の指頭を置き，親指と中指を表面に当てて表面を伸展させ，軽く盛り上がらせる．
d. 中央部をランセット（**写真 5-B1-20**）で穿刺する．
e. 最初に湧出した最低 1 滴は捨て，次いで湧出した血液から採取する．
f. 抗凝固剤入りの採血管に採取した場合は転倒混和などを行い，よく攪拌する．
g. 採血が終了したら出血部位にガーゼを当て，これを親指と示指で圧迫し，3〜5 分おさえるよう患者に説明する．

②足蹠採血法

　乳幼児は一般に皮下脂肪が多く，四肢血管の走行が認めにくいため，足蹠からの採血がよく行われる．対象は歩行していない乳児である．歩行していない乳児の足蹠は皮膚が軟らかく，清潔である．

　穿刺部位は踵の中央部を避けて，両側辺縁部を穿刺する．中央部は踵骨や踵骨動脈網あるいは他の血管の損傷などを起こしかねないので避けるべきである（**図 5-B1-3**）．

　足蹠採血は次の手順で行う．
a. 穿刺部位を消毒用アルコールでよく清拭し乾燥させる．
b. 患者の踵を親指と示指および中指でおさえて固定する（**写真 5-B1-21-a**）．
c. 穿刺部をランセットで穿刺する．
d. 最初に湧出した 3〜4 滴は捨て，次いで湧出した血液を採取する（**写真 5-B1-21-b**）．
e. 抗凝固剤入りの採血管に採取する場合は，転倒混和を行い，よく攪拌する．

足蹠
足の裏，足底．

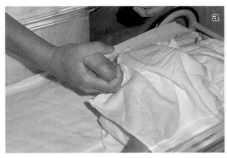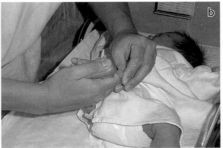

写真 5-B1-21　乳児踵採血

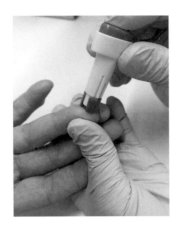

写真 5-B1-22　指頭採血の様子

　f. 採血が終了したら，出血部位を 3〜5 分圧迫止血し，絆創膏などを貼る.

③指頭採血法

　指頭採血は，患者の目にふれることによる恐怖心や，耳朶に比較すると神経が発達しているため痛みを強く感じることがある. また感染のリスクも高くなるなどの欠点がある. しかし，指頭採血法は耳朶より多量に採取可能であり，圧迫止血が容易など利点も多い. わが国では自己血糖測定時に選択されている.

　指頭採血は以下の手順で行う（**写真 5-B1-22**）.

　a. 示指・中指・薬指が選択されるが，中指の指先がよく用いられる.

　b. 中指の側面を消毒用アルコールでよく清拭し乾燥させる.

　c. 親指と示指で患者中指の皮膚をやや引っ張る感覚で固定する.

　d. 穿刺部をランセットで穿刺する.

　e. 最初に湧出した 3〜4 滴は捨て，次いで湧出した血液を採取する.

　f. 抗凝固剤入りの採血管に採取する場合は転倒混和を行い，よく攪拌する.

　g. 採血が終了したら，出血部位を 3〜5 分圧迫し止血する.

4　患者への配慮

1）患者接遇

　患者接遇の基本は，他人に不快な感じを与えないことである. 個人の考え方

> **毛細血管採血法のポイント**
>
> ①耳朶や指頭での採血では，採血部位が冷たいと穿刺しても期待量を採取できないことがある. そのような場合，指頭穿刺ではあらかじめ採血部位を 40℃くらいのお湯に浸すか，耳朶穿刺では蒸しタオルなどで温めておくとよい.
> ②毛細血管からの採血では，穿刺部位からの出血が少ないからといって無理に絞り出すことは避ける. そのような場合は穿刺を 2 カ所行うことも一案である.
> ③毛細血管採血の主な対象は乳幼児であるため，穿刺部が動かないよう固定が必要である. それには母親の協力が必要で，採血に際し安全であることの説明を十分行う.

はさまざまであるため，何が正しいかの客観的な判断はむずかしいが，少なくとも自分がやってほしくないことは他人に絶対にしないことである．

　医学は日進月歩で，最新の十分な知識や技術を身につけていくことはもちろんであるが，医療人として患者への接し方についても，自分の言動や一挙手一投足が直接患者に影響を与えるものであることを十分理解しておかなければならない．

　病院を訪れる患者はなんらかの精神的不安をもっている場合が多い．したがって，術者の不注意な言動で心理的動揺をきたすので，常に患者の身になって採血にあたることが肝要である．

2）採血術者の身なりと態度

　各施設でユニホームは決められているので特別なものは必要ないが，清潔であることが一番である．髪型も髪の毛が前に垂れないこと，爪が長いのはもちろんのこと，指先にごみが付いていることは絶対に避ける．オーデコロンも匂いが強いと気分が悪くなる患者がいるので注意する必要がある．また，採血担当者として自信のある態度で臨むことが肝要である．びくびくした態度は，患者にさらに不安を与えることになる．

3）患者の不安感の解消

（1）患者への声掛け

　患者が医療行為に不満をもつのは，納得いく説明がないまま勝手にいろいろな処置が進むことである．患者はなんらかの精神的不安をもっている場合が多いので，最初の声掛けは，病気とは関係ないことがよい．たとえば「大変お待たせしましたね」「暑いですね」「寒いですね」などは無難である．このような誘導で，患者が日ごろ聞きたくて聞けなかったことへの質問を出しやすくしてあげることも有効である．このことで患者の不満は少なからず減少する．

（2）患者への採血の説明

　患者に説明する場合は，できるだけ専門用語を使用しないことが肝要である．また，患者の年齢や知識には違いがあるので，患者に適した内容の説明が必要である．どうして毎日採血しなければならないのか，どうして沢山の試験管に採血するのかなどの質問には丁寧な説明が必要である．

①採血管が多い場合

　検査にはいろいろな種類があり，目的に応じて容器が異なることを説明する．ただし，診断に直結する項目や腫瘍マーカーなどの検査依頼はあらかじめ診療科との取り決めを行い「ここでは一般的な肝臓の働きや腎臓の働きを検査するのはわかりますが，個々の詳しい内容まではわかりませんので，担当の医師にお聞きください」などのように対応する．

②採血量が多い場合

　採血管を取り上げて，たとえば，血液一般（血算）検査には 2 mL 必要であ

るから「コーヒー用の小スプーン1杯程度」，臨床化学用には10 mL必要であるから「カレーライス用のスプーンで半分程度」と具体例をあげて説明すると，意外と少ないことがわかり患者は安心する.

③採血順番

　最近は少なくなったが，患者の採血の順番について質問されることがある. その場合は，決められた時間で繰り返し採血する必要がある患者がいること，処置により採血の順番が変わることなどを説明する. あらかじめ採血室に掲示しておくと質問は少なくなる.

(3) 採血中の患者への声掛け

　採血中は常に患者の様子を観察するよう心がける. 注射針を刺入したときは「いつもより痛みますか」「しびれはありませんか」などは必ず声掛けするようにする. 痛みが強いときやしびれがあったらすぐに抜針する.

(4) 患者急変時の対応

　採血中あるいは採血後に急に冷汗，悪心（吐き気），顔面蒼白，気分不快，動悸で倒れた場合などには，うろたえず冷静な態度で対応する. 各施設で対応の仕方はマニュアル化してあるのでそれに従う. 施設によっては「コードブルー」などの院内放送で救急救命担当医師や看護師が対応するところもある. 現医療法では，このような患者対応は医師，看護師が担当する，と定められている.

5　注意点（採血時の安全管理）

1）患者に対する安全管理

(1) 採血合併症

　採血は安全に実施することはもちろんであるが，少なからず合併症を伴うことも認識しておく必要がある. また，患者にもそのリスクがあることは説明しておく必要がある.

　術者はこれらの合併症を正確に理解し，患者の対応や患者急変時にも冷静に対応することが必要である.

　万が一，合併症が発生したら初期対応が必須である. 患者の訴えに耳を傾け，高圧的な態度は事態を悪くするので絶対に避けるべきである.

①神経損傷

　神経損傷とは外傷により神経が損傷することをいい，たとえば，採血時に穿刺した針によって穿刺部位付近の神経が損傷されることなどをいう. 採血後（通常は翌日以降）に採血部位の近くで疼痛，感覚異常，運動機能異常などの神経損傷による症状が残存する場合が問題となる.

　採血手技による神経障害性疼痛の発生頻度は6,000〜7,000名に1人で，若い女性に多いといわれている. また，重篤な神経障害の発生頻度は，150万人に1人と報告されている.

　静脈採血部位には橈骨神経，尺骨神経，正中神経が走行している. **正中神経**は手にとって最も重要な神経で，鋭敏な感覚と巧緻性を支配する. 正中神経損

傷は，手にとって致命的なダメージとなる．どの神経を損傷してもいけないが，特に利き腕の正中神経損傷は絶対に避けたい．

②血管迷走神経反応（VVR）

採血に対する緊張や不安によるストレス，強い疼痛などによる刺激が，迷走神経求心枝を介して脳幹血管運動中枢を刺激し，心拍数の低下や血管拡張による血圧低下などをきたす生理的反応が生じることがある．これを血管迷走神経反応といい，若年者に多い．冷汗，悪心（吐き気），顔面蒼白，気分不快，動悸などの症状が現れ，重症の場合には痙攣，失禁を発症する．採血の副作用としては最も発生頻度が高いとされる．

対処としては，採血を中止して仰臥位にし，血圧が低下していれば下肢を挙上させる．

③皮下血腫

採血終了後，圧迫が不十分だったり，圧迫時に揉んだりすると生じる可能性がある．採血時，注射針が血管に十分に確保されていない場合や逆に血管を貫通した場合に，血管から血液が漏れ出し皮下出血を引き起こす．

対応策として，通常は自然吸収されるのを待つ．痛みが強い時は，冷湿布や鎮痛薬を使用するが，さらに症状の強い大きな血腫の場合は外科的に血腫を除去することも考慮する．

（2）感染症

採血によって病原微生物が体内に侵入し，静脈炎，敗血症（血液中で細菌が増殖してしまう状態），ウイルス性肝炎などを発症することがある．原因としては以下のようなことが想定される．

①ホルダーに付着した血液による感染：対策としてはホルダーをディスポーザブル（使い捨て）にする．

②採血管に付着した細菌による感染：対策としては滅菌した採血管を使用する．また，翼状針採血（ルアー型）では採血管の血液が逆流することがないので推奨される．

③皮膚付着菌による感染：対策としては皮膚消毒を徹底する．

2）採血術者に対する安全管理

（1）安全装置つき翼状針

安全装置つき翼状針はいろいろあるが，筆者らが使用しているルアー型安全装置つき翼状針について解説する（**写真 5-B1-23**）．翼状針のハブ部分が二重構造になっており，抜針時，翼の部分を固定して針についたチューブを引くと血管から針が抜かれ，ハブの部分の二重構造の中に針が収納される．さらにこの中でロックされるため二度と針が出てくることがない構造となっており，針刺し事故はほとんどない．

（2）採血による針刺し・切創事故

採血時の注射針による針刺し等の事故は針ホルダーへのリキャップによるこ

VVR：vaso vagal reaction

皮下出血と皮下血腫
皮膚の下の皮下組織に出血したものが皮下出血であり，出血の血液が塊となって膨れたものが皮下血腫である．「青あざ」とよばれるものは皮下出血．

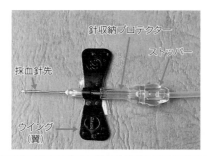
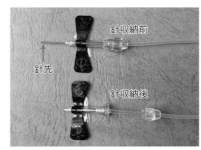
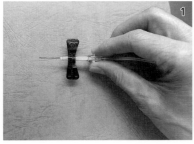
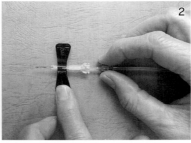
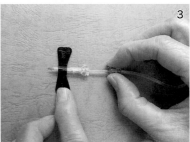

写真 5-B1-23　ルアー型安全装置つき翼状針の収納法
1：ストッパーを外す．
2：プロテクター内に針を引き込む．
3：カチッと針音がするまで針を引き込む．

とが圧倒的に多い．また，切創事故を含めても針をホルダーや注射器から着脱する際に起こっている．採血前であれば感染のおそれもなくそれ程問題にはならない．しかし，患者採血後の針刺し等の事故には，慌てず適切な処置が重要である．各施設により処理方法が異なるが，多くの施設で最低限実施している内容について述べる．

①針刺し等の事故発生時
　　a. 患者採血前で原因器材に血液等の付着がない場合：まず流水で穿刺部を洗い流し傷の消毒を行い，責任者に報告する．
　　b. 患者採血後で原因器材に血液等の汚染がある場合：まず穿刺部を軽く絞り出しながら流水で洗い流し，傷の消毒を行う．次に患者の感染症に関する情報を得て適切に対応する．特に HBV，HCV，HIV 感染の情報は重要である．

②針刺し事故後の対応
　　a. 患者が特定できている場合：各施設の針刺し等に関する所定の外来を受診する．術者（曝露者）は自身の血液検査で HBs 抗原，HBs 抗体，HIV 抗体，HCV 抗体，梅毒抗体，AST，ALT を検査する．
　　また，患者情報で感染症に関する情報不足の場合は，患者のインフォームド・コンセント（説明と同意）をとり，患者の採血および検査を行う．
　　　・HIV 陽性または感染が強く疑われる場合：2時間以内に抗 HIV 薬投与が有効かつ必要なため，できるだけ早期に施設内の担当部署に連絡し

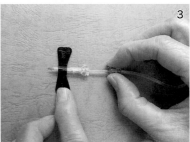
事故の発生時
傷口から血液を強く絞り出すと，手を離した瞬間に傷口が陰圧となり曝露物を傷内に引き込むため「軽く絞り出す」か「絞らず洗い流す」ことになっているが，明確なエビデンスはない．

指示に従う．連絡がとれない場合は，自己決定にて抗 HIV 薬を内服する．2 時間以後に担当部署と連絡が取れた場合にはその指示に従う．ただし，術者が女性の場合は妊娠の確認が必要である．

- ・HBs 抗原陽性の場合：48 時間以内にヒト抗 HBs 免疫グロブリンを投与する．ただし，術者が HBs 抗体陽性であれば本処置は必要ない．もし，抗体価が確認できない場合は採血し，HBs 抗原，HBs 抗体，AST，ALT を検査し結果を評価する．抗体陰性の場合は以後，1，2，3，6 カ月まで検診を続ける．
- ・HCV 陽性の場合：現在のところ予防的方法はない．抗体陰性の場合は以後，HCV 抗体，AST，ALT の検査を 1，2，3，6 カ月まで続け，経過観察とする．経過観察中に HCV–RNA 検査が陽性になった場合は，HCV に対する治療薬が有効であり専門医と相談する．
- ・HBs 抗原，HBs 抗体，HIV 抗体，HCV 抗体，梅毒抗体が全て陰性の場合：直後，3 カ月後に HBs 抗原，HBs 抗体，HIV 抗体，HCV 抗体，梅毒抗体，AST，ALT の血液検査を行う．
- b. 患者が特定できていない場合：各施設の所定の外来を受診する．術者の採血を行い，直後，3 カ月後，6 カ月後に HBs 抗原，HBs 抗体，HIV 抗体，HCV 抗体，梅毒抗体，AST，ALT の血液検査を行う．術者が HBs 抗体陰性の場合は HB ワクチン接種を実施するのが望ましい．

妊娠の確認

妊娠初期では，抗 HIV 薬の胎児への安全性や術者への安全性が確認されていない．そのため，妊娠の確認を実施する必要がある．

6 検体採取前後の対応

臨床検査は，正確な客観性のある科学的情報を適切に診療チームに提供することに意義がある．臨床検査に使用される検体は，検体採取および採取されてから測定結果報告までの一連の作業ならびにその間の工程における取り扱いが重要である．採血された検体が検査に適しているか否かを判定することも非常に重要である．検査以前の採血や検体取り扱いが不適切であれば，分析がいかに正確であっても患者の状態を反映する真の値は得られず，生体内情報として価値がない検査結果となる．

1）採血前後の不適切な検体採取の回避

採血前あるいは採血直後に不適切検体となりうる可能性があるので，不適切な検体採取は回避する必要がある．ここでは，採血直前および直後に限って不適切検体となりうる可能性がある状況について解説する．

（1）採血前

採血前の準備段階で不適切検体にならないよう配慮が必要である．

①抗凝固剤入りや分離剤入り採血管の選択

検査項目によって抗凝固剤が必要な場合は，適切な抗凝固剤の選択を遵守する．臨床化学検査や免疫検査では抗凝固剤を使用しないで採血管に血液を採取する．この採血管には凝固促進剤入りや赤血球と血清を分離するための分離剤

入りがあるが，これらの物質が化学反応や免疫反応を促進することや逆に阻害する場合があるので注意する．偽反応が考えられる場合は，何も入っていない採血管（プレーン管）を使用すること．詳細については専門分野の教科書を参照されたい．

②採血時間の遵守

ブドウ糖負荷試験や血糖検査のように摂食後の時間を加味しての採血依頼の場合は，採血時間を遵守しないと誤った診断結果になるので注意が必要である．内分泌負荷試験では，負荷後決められた時間に採血する．

③消毒液

採血前に消毒用アルコールを使用するが，この液が完全に乾かないうちに注射針を血管に刺入すると，採取した血液が溶血を起こすことがある．消毒液が完全に乾くときに殺菌効果を示すので，その意味からも消毒液が完全に乾いてから注射針を刺入する．

④微量採血

シリンジで微量採血を23Gの針で行う場合は，シリンジの内筒はゆっくり引く．早く引くと細い針なので溶血する可能性があり，注意が必要である．

（2）採血後

採血管に血液が採取されたら，どの採血管も静かに転倒混和する．

①採血管の混和

従来，免疫検査や臨床化学検査の採血ではプレーン管を使用していたが，現在では凝固促進剤入りや分離剤入りが使用されている．したがって，採血が終わるとこれらとよく混和する必要がある．混和は，4〜5回の転倒混和で十分である．激しく振る（シェイク）行為は，溶血の原因になるので避けること．

②血液検査（血算）

抗凝固剤としてEDTA-2Kを用いる．現在は血球数だけでなく白血球百分率を測定する機器があり，抗凝固剤の量が多い場合は浸透圧やpHが異なってくることにより正確な測定ができなくなるので注意が必要である．乳幼児などの微量採血（200 μL程度）では，採血後水分が蒸発しないよう密栓が必須である．

③血液凝固検査

抗凝固剤は3.2%（109 mmol/L）クエン酸ナトリウム1容に対して血液9容を遵守する．採血管に印があり，その線まで血液が採取されていれば比率は正確である．

翼状針を使用する場合，チューブ部分がある（デッドボリューム）ために，ここの空気が採血管の中に入るとこの分だけ血液が入らなくなる．その結果，印の線まで採取できずに比率が不正確となり，不適切検体となる．翼状針を使用する場合は臨床化学用採血管を先にとり，次に比率が重要な採血管に採取する．

④赤血球沈降速度検査

抗凝固剤は3.2%（109 mmol/L）クエン酸ナトリウム1容に対して血液4容

を遵守する．注意点は血液凝固検査用検体の採取と同じである．

⑤血液ガス検査

　基本的に動脈血採取で実施されるので臨床検査技師の業務範囲外である．しかし，キャピラリー採血で乳幼児の足踵などから採血する場合，採取後空気に触れないように，すぐにクリトシール（粘土）などでパテ（封）をする．

　不適切検体による血液検査（血算・凝固），臨床化学検査，免疫検査などの不正確な検査結果の詳細については，それぞれ各分野の教科書を参照のこと．

2）検体の搬送

　検体採取後はできるかぎり速やかに検査し報告することが重要である．また，採血後は種々の要因が検査値に影響を及ぼすため，新鮮な状態での測定が望まれる．採血室から各部門までの搬送におけるさまざまな影響因子ができるかぎり少なくなるように心がける必要がある．以下に注意点を解説する．

（1）採血から測定までの時間

　採血後，1時間以内で測定ができれば理想的である．もし，その時間で測定ができないようであれば，検査依頼項目を確認のうえ，遠心分離などの処理を行う．種々の条件についてはそれぞれ専門分野の教科書を参照のこと．

（2）搬送器具および温度

　搬送する容器はできるだけ物理的な振動などの影響を受けないように持ち運ぶことが重要である．振動などにより溶血を起こす可能性がある．また，冷蔵して搬送した方がよい項目と室温がよい項目があるので，それぞれ専門分野の教科書を参照して対応する．

3）検体の保存

　検体の種類や安定性で保存条件が異なる．検体が変化する主要な要因は，血液細胞による代謝，浸透圧による変化，蒸発，光による変化，化学反応，ガスの拡散，バクテリアによる分解などが考えられる．

　検体保存は，検体をより新鮮に保つよう心がける必要がある．

　原則として全血の状態で凍結はしない．保存するときは，血球を分離した後に血漿あるいは血清として保存する．赤血球内での解糖系が働いているとグルコースは低下し乳酸は増加するなど不正確な結果となるので，抗凝固剤と解糖阻止剤を添加することは必須である．

　また，保存中にわずかであるが，蒸発や昇華が起こり不揮発性物質の濃度が高くなるため，検体は密封容器で保存する．特に，微量採血や採血量が少ない場合は注意が必要である．また，冷蔵庫でも保存している間に蒸発・濃縮するため注意が必要である．

　検体は通常は冷暗所に保存する．直射日光が当たるとビリルビン，ビタミンC，ポルフィリンなどが低下する．詳細は専門分野の教科書を参照してほしい．

検体は37℃で急速に解凍し，完全に解凍を確認するまでは静置する．解凍途中で混和すると蛋白変性などが起こり完全に溶解しない．完全に解凍が確認できればその後は十分に混和する．解凍後は泡立たないように注意する．沈殿物がないかを観察し，必要ならば再度温めながら注意深く解凍する．

B-2 各部位からの検体採取

a. 鼻腔・咽頭等からの検体採取

鼻腔や咽頭は，生体が外界と接する最前線であることから，微生物の侵襲を受けやすく，感染症の好発部位であり，さまざまな感染性疾患がみられる．そのため，微生物検査を目的とした検体採取が行われる機会の多い領域である．

手技については，最新臨床検査学講座［別冊 PDF］にて解説する（目次の URL／QR コード参照）．

I 鼻腔

1 概要

主に鼻副鼻腔領域感染症原因菌の分離同定を目的に，鼻汁や鼻咽腔拭い液を採取する．採取された鼻汁や鼻咽腔拭い液は，**Gram（グラム）染色**，**細菌培養**，**抗原迅速検査**などに用いられる．Gram 染色，細菌培養は，急性鼻炎，急性鼻副鼻腔炎，慢性鼻炎，慢性鼻副鼻腔炎などが主な対象疾患だが，小児ではさらに，急性気管支炎や肺炎，急性中耳炎も対象疾患となることがある．すなわち，喀痰採取が困難であることが多い小児の急性気管支炎，肺炎では，喀痰の代わりに鼻汁や鼻咽腔拭い液を採取し，原因菌の推定に用いることがある．また小児急性中耳炎においては，本来は耳鼻咽喉科医が鼓膜を切開して採取した中耳貯留液からの検体を培養して原因菌を確認するが，鼓膜切開が不要，あるいは困難である場合，鼻汁や鼻咽腔拭い液の培養結果から中耳炎原因菌の推定を行うことがある．

抗原迅速検査では，細菌感染症の迅速診断キットとして**肺炎球菌**抗原を検出する試薬が販売されている．一方，ウイルス感染症については，**インフルエンザウイルス**，**新型コロナウイルス**，RS（respiratory syncytial）**ウイルス**，**ヒトメタニューモウイルス**など，呼吸器感染症の原因ウイルスを検出する試薬が多くのメーカーから販売されている．

2 患者への配慮

綿棒やスワブを鼻腔に挿入するにあたり，鼻腔内後方まで挿入することをあらかじめ患者に説明しておく．また，組織の損傷や出血などの危険性があることも事前に伝えておき，顔を大きく動かしてしまうと非常に危険なので，不快感や痛みを伴う場合は手をあげるなどして伝えるように説明する．小児の場合は，保護者による体幹固定の協力が不可欠であることを十分説明する．その他，採取にあたりくしゃみをする患者が多いことから，ティッシュなどをあらかじめ渡しておくのもよい．

3 注意点

検体を採取する際は，手袋，マスクなどの**個人防護具**（PPE）を着用する．鼻

 副鼻腔炎と鼻炎

日本鼻科学会により作成された「急性鼻副鼻腔炎診療ガイドライン」では，急性鼻副鼻腔炎とは「急性に発症し，発症から4週間以内の鼻副鼻腔の感染症で，鼻閉，鼻漏，後鼻漏，咳嗽といった呼吸器症状を呈し，頭痛，頬部痛，顔面圧迫感などを伴う疾患」と定義されている．副鼻腔における急性炎症の多くは急性鼻炎に引き続き生じ，そのほとんどが急性鼻炎を伴っているため，「急性副鼻腔炎」よりも「急性鼻副鼻腔炎」の用語が適切であるとの考えから，急性鼻副鼻腔炎という用語が採用されている．

小児の肺炎球菌

近年，肺炎球菌の抗原迅速検査試薬が市販され，乳幼児の鼻汁にも用いられている．乳幼児は鼻内に肺炎球菌を保菌していることが多々あり，肺炎球菌抗原が迅速診断試薬で検出されても，それが保菌なのか，感染症の原因菌であるのかの判断については，病状を含めた総合的な判断が求められる．

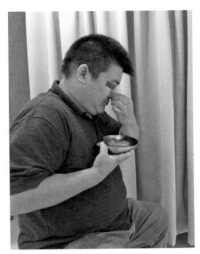

写真 5-B2-a-1　鼻翼の圧迫

汁が多い場合や，くしゃみを起こすと考えられる場合は，**飛沫**による汚染を防ぐため，ゴーグルまたはフェイスシールド，ガウンを着用する．**新型コロナウイルス感染症**（COVID-19）や中東呼吸器症候群（MERS），新型インフルエンザ感染症などが考えられる場合は，手袋，サージカルマスク，ゴーグルまたはフェイスシールド，ガウンを着用する．採取する際は，正面からのほうが鼻腔内に綿棒やスワブを挿入しやすいが，可能であれば正面に位置せず，横から採取するほうが飛沫による汚染リスクを軽減できる．

　綿棒やスワブを鼻孔より挿入する際には，鼻前庭皮膚の常在菌（黄色ブドウ球菌，表皮ブドウ球菌など）を混入しないよう注意し，検体を採取する．

　鼻中隔が左右どちらかに彎曲している状態を**鼻中隔彎曲症**といい，彎曲が強い場合，片側の鼻腔がほぼ閉塞している場合がある．また，大きな鼻腔ポリープがある場合も，鼻腔がほぼ閉塞してしまっている場合がある．綿棒やスワブを挿入した時に抵抗がある場合には，これらの要因によって鼻腔が閉塞している可能性もあるので，無理に挿入はせずに対側から挿入を試みる．鼻腔の所見に左右差がある疾患（急性鼻副鼻腔炎など）でなければ，片側鼻腔からの検体のみで検査は十分である．すなわち，インフルエンザの迅速診断などは片側鼻腔からの検体で十分に診断可能である．

　また，鼻中隔彎曲症や，鼻腔腫瘍，易出血性疾患の患者から検体を採取する場合は，**鼻出血**に注意する．特に鼻中隔前方（キーゼルバッハ部位）は血管が密であるため，出血しやすい．鼻腔からの検体採取の際には鼻腔内を強く擦過する必要はなく，綿棒やスワブを鼻腔内に挿入した後はやさしく数回綿棒やスワブを回転させて採取を終了する．検査後に鼻出血がみられた場合，まず鼻をつまむように鼻翼を強く圧迫し，なるべく力をゆるめずに20分ほど圧迫を続ける．この際，鼻の奥から咽頭に血液が流入すると，血液の誤嚥の原因になるので，顔はうつむき気味にして（**写真 5-B2-a-1**），口腔内や咽頭へ垂れ込む血

個人防護具

手袋，マスク，ゴーグル・フェイスシールド，ガウンなどのことで，PPE（personal protective equipment）と総称され，標準予防策遵守率向上のためになくてはならないものである．患者由来の湿性生体物質から医療従事者を守り，さらに医療従事者を介した患者間の感染を予防し，医療関連感染を減少させることにつながる．第4章「感染対策」参照．

MERS：middle east respiratory syndrome

キーゼルバッハ部位

鼻中隔粘膜の前下部にあたる部分で，粘膜下に微細な血管が吻合し，密な血管網を形成しているため鼻出血を起こしやすい部位である．蝶口蓋動脈，前篩骨動脈，上口唇動脈，大口蓋動脈からの枝が分布している．指が届く部位であり，小児では指で粘膜を傷つけるなどして鼻出血を起こすことも多い．

液はその都度口から吐き出してもらうようにする．鼻翼圧迫で止血が得られない場合や，一度は止血したようであってもその後短期間のうちに再出血を繰り返す場合には，医師の診察を受ける必要がある．

　小児では，検査を受ける前に飴やお菓子などを食べている場合がある．検査時に口腔内の食べ物が咽頭に詰まり，気道が閉塞して生命にかかわる事態になる場合があるので，検査前に必ず口腔内に何もないことを保護者に確認するべきである．

Ⅱ 咽頭・喉頭

1　概要

　咽頭からの検体採取は，細菌培養や抗原迅速検査を目的とする．細菌培養を行う疾患としては，急性および慢性咽頭炎，扁桃炎などがある．扁桃周囲膿瘍では，穿刺あるいは切開によって膿汁を採取するため，専門医による処置が必要となる．化膿性耳下腺炎では，耳下腺からの唾液流出路で口腔内に開口するステノン管から排出される膿を採取することがある．

　咽頭検体を用いた抗原迅速検査は，主に**A群溶血性連鎖球菌**と**アデノウイルス**を検出する試薬が販売されている．

2　患者への配慮

　舌圧子を口腔内に挿入する際，患者がいわゆる「ベー」をするように舌を前方へ出すことがあるが，舌を出すと口蓋扁桃や咽頭後壁が観察しにくくなるため，舌を出さずそのまま舌の力を抜いて口を開けるよう，あらかじめ説明しておく．また，前もって咽頭反射が起こる可能性も説明しておくとよい．

3　注意点

　鼻腔からの検体採取同様，検体を採取する際は，手袋，マスクなどの**個人防護具**を着用する．咽頭反射が強い患者や，咳をしている患者から検体を採取する場合は，**飛沫**による汚染を防ぐため，ゴーグルまたはフェイスシールド，ガウンを着用する．**新型コロナウイルス感染症**（COVID-19）や中東呼吸器症候群（MERS），新型インフルエンザ感染症などが考えられる場合は，手袋，サージカルマスク，ゴーグルまたはフェイスシールド，ガウンを着用する．採取する際は，可能であれば正面には位置せず，横から採取するほうが飛沫による汚染リスクを軽減できる．

　急性扁桃炎は，咽頭痛，嚥下時痛，高熱，全身倦怠感，関節痛を伴うことが多いが，開口障害，口蓋垂（こうがいすい）の偏位，流涎（りゅうぜん）があるときは**扁桃周囲膿瘍**を疑い（**写真 5-B2-a-2**），さらに痛みを伴う頸部腫脹がみられるときは，**深頸部感染症**を疑う必要がある．

　咽頭痛，嚥下時痛とともに，呼吸困難を訴える症例では，**急性喉頭蓋炎**（写

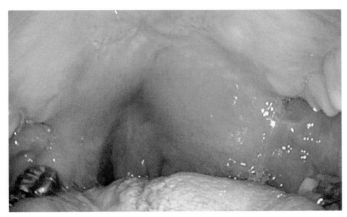

写真 5-B2-a-2　左扁桃周囲膿瘍

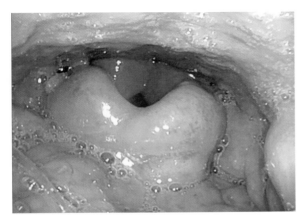

写真 5-B2-a-3　喉頭蓋炎

真 5-B2-a-3）に注意する．また，視診により咽喉頭に強い腫れがある場合は，喉頭蓋膿瘍，喉頭浮腫などが疑われる．急性喉頭蓋炎や喉頭蓋膿瘍，喉頭浮腫などでは病変部位の腫脹により気道が狭窄しており，検体採取の刺激が喉頭の痙攣や腫脹増大を喚起して致命的な**気道閉塞**となる場合があるので，検体採取は禁忌である．

b. 喀痰の採取

1 概要

臨床検査技師等に関する法律施行令の一部が改正され，医師および看護師業務のタスク・シフト／シェアが示されている．これらは，あくまで診療の補助として，医師または歯科医師の具体的な指示を受けてのみ行うことができる．そのなかには，「医療用吸引器を用いて鼻腔，口腔または気管カニューレから喀痰を採取する行為」が含まれており，これに対する行動目標を**表5-B2-b-1**に示す．

このなかで，「鼻腔，口腔または気管カニューレ内部から安全に喀痰を吸引・採取」することについては，それに伴う合併症や注意事項を含めて広く熟知しておく必要がある．特に，新型コロナウイルス感染症（COVID-19）を含む感染性の強い病原体の多くは喀痰中に含まれることが多いため，安全な喀痰の吸引・採取とともに，十分な感染対策の知識と実践が求められる．

喀痰を採取する方法としては，①自発的に喀出する場合，②誘発して喀出する場合（3％高張食塩水を超音波ネブライザーにて吸入），③カテーテルを用いて吸引する場合が考えられる．カテーテルを用いる場合は，直接口腔や鼻腔に挿入して採取する場合と，気管カニューレが留置されている際にその内腔に挿入して採取する場合がある．

喀痰を採取する意義は，気道感染が疑われるためその病原体を明らかにしたい場合，喀痰による気道閉塞が疑われる場合，またその両者の場合がある．

2 患者への配慮

自発的に喀出できる場合の喀痰採取は比較的容易であるが，口腔内常在菌の混入を防ぐために，採取前にうがいを行うことが推奨される．高張食塩水のネブライザー吸入を用いて誘発する場合は，喀痰と同時に激しい咳嗽（がいそう）を誘発することがある．そのため患者には，事前にその旨を説明しておく必要がある．カテーテルを直接口腔や鼻腔に挿入して採取する場合，患者の意識状態，嘔吐反

手技については，最新臨床検査学講座［別冊PDF］にて解説する（目次のURL／QRコード参照）．

 気管カニューレ
気管切開術を行った気管に，気管切開孔を介して留置する「管（≒カニューレ）」のこと．

超音波ネブライザー（超音波吸入器）
超音波の振動によって吸入薬を霧状にし，気管支や肺などに噴出する医療機器．

表5-B2-b-1　タスク・シフト／シェアにおける喀痰採取業務の行動目標

①舌圧子，鼻腔・口腔吸引器具などの適切な使用方法について説明できる．
②患者の状態（認知機能，転倒転落の可能性などを含む）および心理的配慮について理解し，検査を行ううえで患者の状況にあった説明ができる．
③バイタルサインの変動や吸引中の観察項目，喀痰の性状について説明できる．
④鼻腔，口腔または気管カニューレ内部からの喀痰吸引の適応および関連する合併症，禁忌事項，感染管理（PPEを含む），医療安全対策およびこれらの緊急時対応について説明できる．
⑤副作用が発生した場合に速やかに医師らに連絡し，自らが一次救急処置を実施できる．
⑥鼻腔，口腔または気管カニューレ内部から安全に喀痰を吸引・採取できる．
⑦実技動画視聴，実技指導（喀痰の吸引）

〔臨床検査技師等に関する法律施行令の一部を改正する政令等の公布について
（医政発0709第7号，令和3年7月9日）〕

射，咳反射の程度などが，手技に対する不快感と採取しやすさに影響する．すなわち，意識レベルが清明な場合は相応な不快感を伴い，それによって採取が奏功しない可能性がある．したがって，そのような患者には可能なかぎり自発的な喀出による採取または誘発喀痰を採取するよう努める．

　認知症患者や患者の意識が混乱している状況においては，カテーテルによる吸引の不快感により医療従事者に危害が加わる可能性があるため，留意する．また，気管カニューレ内部からの吸引を行う場合は，患者は意識が清明であっても発声ができない場合が多い．喀痰を吸引する場合は，咳反射などの不快感を伴うため，事前にジェスチャーや文面で説明する配慮を要する．

3　注意点

　喀痰の採取方法および取り扱いは，COVID-19 の世界的な拡大に伴いかなり厳重に行われるようになった．COVID-19 の原因ウイルスである severe acute respiratory syndrome coronavirus 2（SARS-CoV-2）をはじめ，各種呼吸器系に感染するウイルスは飛沫で伝播する．また結核菌，水痘ウイルス，麻疹ウイルスは飛沫核感染，すなわち空気感染をきたす．後者を疑う場合には，N95 マスクを装着した対応が必要となる．

　COVID-19 パンデミック以前は，空気感染をきたす病原体を疑わない場合は，サージカルマスク，ゴーグルまたはフェイスシールド，医療用エプロンまたはガウンを中心とした標準予防策を講じて喀痰採取業務にあたっていた．しかし，SARS-CoV-2 がエアロゾル感染をきたす可能性があるため，現状では COVID-19 が確定または疑われる患者に対応する場合，気道分泌物がエアロゾル化する環境においては，サージカルマスクではなく N95 マスクを使用した対応が推奨される．COVID-19 パンデミックが終息するまでは，その地域の感染状況を勘案して積極的なエアロゾル感染対策を行う必要がある．また，COVID-19 が確定または疑われる患者では，通常の医療用簡易エプロンではなく，個人防護具（PPE）を装着する．着脱の方法について，事前に習得しておく必要がある．

> **エアロゾル化する環境**
> 気道吸引，気管内挿管，抜管，用手換気，気管切開と気管切開部のチューブ交換，歯科口腔処置，非侵襲的換気，ネーザルハイフロー，食塩水を用いた喀痰誘発，下気道検体採取，吸引を伴う上部消化管内視鏡など．

　喀痰採取において，その禁忌となるものは限られている．前述のように，高張食塩水を用いる喀痰誘発においては激しい咳嗽を伴うことがある．このため，咳嗽によって容易に酸素化が低下する患者，咳嗽によって容易に喀血のリスクがある患者には注意を要する．カテーテルを用いる際には，挿入する部位に明らかな閉塞や狭窄がある場合は，原則その部位からの採取は行わない．無理に挿入することで出血をきたすことがないよう注意する．また，吸引の刺激により不整脈や痙攣などをきたしやすい病態では慎重な対応が必要になる．

　喀痰採取の目的が，下気道感染が疑われその病原体を検出することである場合，喀痰検体の質も重要になる．なぜなら，口腔内には多くの常在菌が存在し，それらが喀痰検体に混入することで判断が難しくなるためである．そのため，口腔内分泌物である唾液はその判断に適さない．患者が自発的または誘発して

表 5-B2-b-2　Miller ＆ Jones 分類

M1	唾液（完全な粘性痰）
M2	粘性痰の中に膿性痰が少量含まれる
P1	膿性痰で膿性部分が 1/3 以下
P2	膿性痰で膿性部分が 1/3〜2/3
P3	膿性痰で膿性部分が 2/3 以上

表 5-B2-b-3　Geckler 分類

グループ	1 視野あたりの扁平上皮細胞数	1 視野あたりの白血球数	評　価
1	＞25	＜10	不適切
2	＞25	10〜25	不適切
3	＞25	＞25	注意深い判断が必要
4	10〜25	＞25	適切
5	＜10	＞25	適切
6	＜25	＜25	吸引痰では適切

検体を採取する場合には，唾液の混入が可能なかぎりないよう事前にうがいを行うなど説明が必要となる．カテーテルによって吸引する際も，可能なかぎり唾液ではない膿性の検体を採取することが重要である．喀痰の質の評価は，外観から判断する Miller ＆ Jones 分類（**表 5-B2-b-2**）と，顕微鏡観察によって判断する Geckler 分類（**表 5-B2-b-3**）がある．

c. 皮膚・口腔等からの検体採取

　皮膚や口腔粘膜の組織を顕微鏡で観察することにより，診断が確定される疾患は少なくない．従来これらの検体採取は日本では皮膚科医が担っていたが，2015年（平成27年）4月から，皮膚生検を除く皮膚・粘膜からの検体採取を，臨床検査技師が行うことができるようになった．一方，海外では，古くからこれらの検体検査を専門に行う臨床検査技師が存在し，このような技師はmicroscopist（顕微鏡医）とよばれている．

1　概要

　皮膚や粘膜に症状がみられる疾患は多岐にわたり，皮膚・粘膜病変が全身疾患の部分症状のこともある．そのためその診断は，臨床症状や生検材料の病理組織像から下されることが多いが，血液検査やその他の検査から診断が確定されることも少なくない．このなかで，表皮あるいは体表の付着物から診断が確定される疾患が少なからず存在する（表5-B2-c-1）．

　具体的には，**皮膚真菌症**や**疥癬**は皮膚の角層を検査材料とする**直接鏡検**により診断が確定する．そのほか**梅毒**も，血液検査を待たずして体表の浸出液から診断が可能である．また，最終的には皮膚生検や血液検査が必要となるが，水疱がみられる疾患のなかで，**天疱瘡**やいくつかのウイルス感染症では，**Tzanck（ツァンク）テスト**により早期診断が可能である．

2　患者への配慮

　皮膚真菌症の検体を採取する際には，皮膚の角層だけを採取すればよいので，刃先が鈍なメスで皮膚表面をこすり，皮膚の角層をはがすように採取すれば，出血することはない．病変が平坦な場合はセロハンテープを使用して採取する方法が便利で，顔や，乳児・小児の表在性皮膚真菌症では特に有用である．ただし爪真菌症では，真菌は爪甲ではなく爪床に存在するため，爪の下の方を採

表5-B2-c-1　対象となる疾患

①皮膚真菌症	②細菌感染症	④自己免疫性水疱症
白　癬	皮膚・軟部組織感染症	尋常性天疱瘡
カンジダ症	伝染性膿痂疹，毛包炎，癤，	落葉天疱瘡，など
マラセチア感染症	癰，など	⑤抗酸菌症
スポロトリコーシス	紅色陰癬	結　核
黒色真菌感染症	pitted keratolysis，など	非結核性抗酸菌症
アスペルギルス症	③ウイルス感染症	ハンセン病
クリプトコックス症	単純疱疹	⑥梅　毒
フザリウム症，など多数	帯状疱疹	⑦寄生虫疾患
	水　痘	ケジラミ
	手足口病，など	アタマジラミ
		疥癬，など

手技については，最新臨床検査学講座［別冊PDF］にて解説する（目次のURL／QRコード参照）．

 microscopist

microscopistは，専門学校や大学で臨床検査技師が習得すべき知識や技術を学んだ後，資格を得てから実際に総合病院の皮膚科で働く．そこで皮膚科専門の研修を受け，数年後に晴れて一人前のmicroscopistとなる．医師が卒業後に，初期研修を受けてから専門医になるのと同様である．しかし日本では，microscopistの研修や指導者の教育はまだ十分でない．

 皮膚真菌症

皮膚に生ずる真菌感染症で，皮膚科の新患患者の13%を占める．皮膚真菌症の内訳は，88%が皮膚糸状菌による白癬で，8%程度がカンジダ症，3%が癜風と大部分は表在性皮膚真菌症である．スポロトリコーシスやクロモミコーシスなどの深在性皮膚真菌症は，皮膚真菌症の0.1%以下と頻度は少ない．

 疥癬

疥癬虫（ヒゼンダニ）の寄生による皮膚病で，人の肌との直接接触または寝具，衣類を介して感染する．感染後潜伏期間は約1カ月で，指間，指側腹，腋窩，外陰部など皮膚の軟らかい部位に発症し，強い瘙痒がある．厚く鱗屑の固着した蠣殻状の角質増殖が著明なものは角化型疥癬（ノルウェー疥癬）とよばれ，無数の疥癬虫が存在する．

取しなければならない．そのため爪切りで切るときに皮膚を傷つけ，出血させることもある．万が一出血させた場合は，圧迫止血し，医師の指示のもと施設指定の外用抗菌薬をつける．

3　注意点

　皮膚真菌症では検体を採取する部位は皮膚の角層であるため，検体を採取するメスや鋏はアルコールで消毒すれば，繰り返し使用することが可能である．

　疥癬患者から検体を採取する際は，できるだけ患者との直接的な接触を避け，検体採取後は手洗いをする．ただし**角化型疥癬（ノルウェー疥癬）**では疥癬虫が無数に存在するため感染力が強く，個室管理を要し，ガウンの適切な着脱など厳重な感染防御が必要である．また，角化型疥癬はもちろんであるが，通常型疥癬であっても患者との接触がある場合は，担当医と相談のうえ接触の程度に応じて予防的治療（イベルメクチン内服など）を考慮する必要がある．

　細菌感染の場合は，検体採取の際はマスク，手袋の着用など採取者の原因菌の曝露に対する予防が必要である．梅毒患者からの検体採取時には感染を防ぐため，ゴム手袋あるいはプラスチック手袋を着用する．

　また，水痘・帯状疱疹ウイルス感染症は空気感染するので，水痘に罹患したことのない，もしくは十分な免疫をもたない場合は検体採取を担当しない方がよい．単純疱疹も接触感染するので，検体採取の際には手袋を使用する．

手技については，最新臨床検査学講座［別冊 PDF］にて解説する（目次の URL／QR コード参照）．

d. 消化管内視鏡検査による組織検体の採取

1　概要

　タスク・シフト／シェアに伴い，臨床検査技師等に関する法律の一部が改正され，臨床検査技師が「内視鏡用生検鉗子を用いて消化管の病変部位の組織の一部を採取する行為」を行うことが可能となった（臨床検査技師等に関する法律施行令第 8 条の 2）．ただし，臨床検査技師が本行為を行う場合は，医師の具体的な指示のもとに行う必要があると示されている．この法改正は 2021 年 10 月 1 日から施行されている．

　消化管内視鏡検査は，上部消化管内視鏡検査（いわゆる胃カメラ）と，下部消化管内視鏡検査（大腸カメラ）に大きく分けられる．内視鏡検査は，消化管内部を詳細に観察し診断を行うと同時に，鉗子口（手元にある穴）から医療器具を挿入し，病変を採取・切除するなどの処置・治療を行うことを目的としている．内視鏡検査において最も多く行われる内視鏡処置は，生検鉗子を用いて行われる**生検（バイオプシー）**である．

　生検（バイオプシー）とは，病変の一部を採取して，病理組織学的に質的診断を行うことである．消化管内視鏡検査の場合，生検鉗子を鉗子の挿入口から挿入し，内視鏡の先端の穴（鉗子口）から生検鉗子を出して病変の一部を採取する．生検鉗子とは，先端に小さなカップがハサミのように 2 個付いた器具で，カップの縁の刃で組織をはさんで切り取る．正確な生検診断のためには，狙った部位から的確に，かつ一定サイズの検体を採取する必要がある．

2　患者への配慮

　内視鏡検査を始める前に，必ず内視鏡検査および生検組織採取の**同意書が取得**されているか確認する．

　検査前の定期内服薬の確認も重要である．特に内視鏡検査時には朝は絶飲食で来院することが多いため，検査当日朝の糖尿病薬（内服，インスリン）などを使用しないように指導する．朝に糖尿病薬を内服して来院されると，検査前後に低血糖発作を起こす危険性がある．

　また，高齢者の増加に伴い，脳梗塞予防・血栓塞栓症予防のため，抗血栓薬（抗血小板薬・抗凝固薬）を内服している患者が増加している．生検組織の採取には出血を伴うので，各薬剤への対応を日本消化器内視鏡学会の最新ガイドラインで確認する必要がある．2022 年現在では，「抗血栓薬服用者に対する消化器内視鏡診療ガイドライン」（2012 年）と「直接経口抗凝固薬（DOAC）を含めた抗凝固薬に関する追補 2017」（2017 年）は出血リスクだけでなく，抗血栓薬の休薬による血栓症リスクにも配慮して作成されたガイドラインである．抗血栓薬内服中でも，通常検査は影響なく施行可能であるが，抗血栓薬は単剤服用の場合と多剤服用の場合とで休薬の対応が異なる．ワルファリン内服中の患者の場合，検査当日の朝にプロトロンビン時間（PT）–INR を測定し，治療

ワルファリン

ビタミン K 類似構造のクマリン誘導体で，ビタミン K に拮抗し，肝臓においてビタミン K が関与する血液の凝固因子の合成を抑えることで抗血液凝固作用をもつ．

域に入っていることを確認してから生検を行う．また，出血傾向のある患者(血友病，肝硬変などの患者)，血液透析中の患者にも特に注意する．

鎮静（セデーション）を実施する場合は，十分なインフォームド・コンセントを行い，原則として同意書を取得する．鎮静を行った場合，検査当日1日は自動車・自転車などの運転ができないので，外来患者の場合は帰宅方法も確認しておく．通常の内視鏡検査の場合，意識下鎮静（問いかけまたは触覚刺激に対して意図的に反応できる状態，すなわち命令に順じ，ウトウトしている状態）が適切である．偶発症は，呼吸抑制，循環抑制，徐脈，不整脈などの呼吸循環器関連症状が中心であり，その他，健忘，脱抑制，吃逆（いわゆる，しゃっくり）を認める．

消化管内視鏡検査では，患者は左側臥位の姿勢をとることが多いため，側臥位が可能かどうかの確認も必要である．人工骨頭置換術後の患者では，股関節を深く曲げたり内側に捻じったりする動作で脱臼が起こるので注意する．特に下部消化管内視鏡検査時には体位変換をしたり仰臥位で足を組む場合があり，注意を要する．鎮静下の高齢者の場合，検査中には痛みの訴えがないが，検査終了後に痛みの訴えがあり，発見されることがある．

3 注意点

すべての体液や排泄物は感染性と考え，消化器内視鏡検査においては感染防止を恒常的に行う．特に近年は新型コロナウイルス感染症（COVID–19）の感染対策に伴い，内視鏡検査において飛沫感染予防策が行われている．医療従事者は術衣に着替えて，手袋，マスク，ガウンを身に着け，眼を保護するシールドやゴーグルを装着する．使用した生検鉗子は，血液で汚染されている可能性があるため，感染に注意して取り扱う．

生検（バイオプシー）は，内視鏡検査医が消化管内部を観察し，病理組織学的診断が必要と判断した場合に行う．内視鏡検査医が内視鏡スコープを持っているため，生検を行う介助者は，内視鏡検査医と息を合わせて生検を行う必要がある．正確な生検診断のためには，狙った部位から的確に，かつ一定サイズの検体を採取する必要がある．

セデーション
鎮静薬や鎮痛薬を使用して，意識レベルや痛みの感じ具合を軽減する処置．

人工骨頭置換術
大腿骨頸部骨折やなんらかの原因で大腿骨頭壊死を起こした場合に，大腿骨頭を切除し，金属あるいはセラミックでできた骨頭で置換する手術．高齢者で多い．

e. 肛門からの検体採取（綿棒を用いて肛門から糞便を採取する行為）

手技については，最新臨床検査学講座［別冊 PDF］にて解説する（目次の URL／QR コード参照）.

　臨床検査技師も「**綿棒を用いて肛門から糞便を採取する行為**」を行うことが可能である（ただし，診療の補助として，医師または歯科医師の具体的な指示を受けて行うことができるとの条件付きである）．そのため，臨床検査技師も本行為に関する諸知識を身に付けておく必要がある．さらに，本行為は医療事故に直結することもありうるため，「綿棒を用いて肛門から糞便を採取する行為」を行う検査者は，起こりうる事故内容について熟知していることが重要である．

1　概要

　「綿棒を用いて肛門から糞便を採取する行為」は，日常の臨床現場において，一般的に**細菌培養検査**用や**迅速検査キット**を用いた**細菌**や**ウイルス**検査用の便を採取する目的で行われている．検査キットによっては，先端が綿棒ではなくプラスチックの場合もある．細菌培養検査を目的とした場合，大多数の医療機関は本法による便採取に市販品を採用しており，これは検体採取用の綿棒（スワブともいう）と採取後の便が付着した綿棒を入れる輸送用培地から構成されていることが多い．しかし，微生物検査用検体は，自然排便した便をカップに採取し，できるだけ早く検査室へ提出することが原則である．迅速検査キットを用いた腸管の細菌やウイルス検査も，やはり自然に排泄された便を用いる方が患者にとって安全である．ただし，この場合に，キットによっては肛門から便を採取する際に使用する綿棒と，自然排便した便から検査用の便を採取する際に使用する綿棒が異なることがあるので注意する．自然排便で便が採取できない場合に，「綿棒を用いて肛門から糞便を採取する行為」が行われることになる．患者の安全性を考慮すれば，綿棒を用いて肛門から便を採取する手技は原則としてやむを得ない場合にのみ行うべきである．この行為を行う具体的な場合とは，患者が排便直後であってしばらくは排便ができず，かつ患者の状態や検査に要する時間などを考慮すれば，次の自然排便を待つ時間的余裕がない状況が考えられる．

　この「綿棒を用いて肛門から糞便を採取する行為」が対象となる疾患として，**感染性腸炎**がある．前述したように，特に細菌性の感染性腸炎が疑われる場合には細菌培養検査に使用する便を採取する目的で本行為が行われ，また，綿棒を用いて採取した便を検査に使用することが認められている細菌やウイルスの検査キットを使用する場合にも適応がある．感染性腸炎として日常診療上遭遇する頻度が高く，かつ肛門から綿棒を用いて採取した便が診断に用いられる疾患を**表 5-B2-e-1** に示した．

　本法で採取した便をただちに生理食塩水に浸し顕微鏡で観察すれば，時に原虫の赤痢アメーバやランブル鞭毛虫の検査にも使用できる場合があるが，検出率において自然排便した便を用いた検査には遥かに及ばない．原則として，肛

感染性腸炎

病原性微生物（細菌，ウイルス，寄生虫など）がヒトの腸管内に侵入・定着・増殖して発症する疾患．ほとんどの場合に下痢がみられる．

原　虫

1 個の細胞で構成されている動物（単細胞動物）のことで，多くの種類がある．消化管に寄生し病原性を示すものに赤痢アメーバ，ランブル鞭毛虫，クリプトスポリジウムなどがある．

表5-B2-e-1　綿棒を用いて肛門から便を採取する機会が多い感染症

細菌感染症	ウイルス感染症
カンピロバクター腸炎	ノロウイルス腸炎
サルモネラ腸炎	ロタウイルス腸炎
下痢原性大腸菌腸炎*	アデノウイルス腸炎
プレジオモナス腸炎**	
細菌性赤痢**	

*腸管出血性大腸菌，腸管毒素原性大腸菌，腸管病原性大腸菌が多い．
**原因菌は熱帯・亜熱帯地域からの帰国者から分離されることが多い．

門から綿棒を用いて採取した便は原虫検査には不適である．また，採取できる便量が少なすぎるため，本法で採取した便は寄生虫卵検査にも適さない．

2　患者への配慮

　大多数の患者は**羞恥心**を感じていることを知っておくことがきわめて重要である．羞恥心に対する配慮として，男性の患者には男性の臨床検査技師が，女性の患者には女性の臨床検査技師が対応するなども一法であろう．有資格者の不足などでどうしても女性患者に男性の臨床検査技師が対応しなければならない場合には，女性の医療従事者の立ち会いのもとに行う必要がある．また，本行為は個室あるいはカーテンで周囲から見られないように配慮した場所で行い，かつできるだけ短時間ですませるように努力する．

3　注意点

　前述したように，自然排便で便が採取できるようであれば，綿棒を用いた肛門からの便採取は行わないことが原則である．本行為はやむを得ずに行う手技であるとの考えをもつことが最初の心構えである．

　綿棒を肛門から挿入することで，肛門管に擦過創や裂傷のような外傷を引き起こす可能性がある．当然であるが，検査に使用する便を採取することよりも，挿入に伴う**事故**を**防止**することの方が重要である．つまり，事故につながるような危険性が予見できる場合は，本法による便採取を行わないようにする．**表5-B2-e-2**に本法を用いた便採取を行わない方がよいと思われる場合を，**表5-B2-e-3**に本法による綿棒の挿入を開始したが，それを途中で中止する方がよいと思われる場合を示した．便採取目的で綿棒を肛門から挿入したが，出血がある，痛みが強い，抵抗があり綿棒が進められないなどなんらかの理由により綿棒の挿入を途中で中止した場合は，ただちに帰宅させるのではなくしばらく院内で経過を観察する方がよい．特に痛みを訴え，改善しないあるいは増悪する場合は穿孔も考えねばならず要注意であり，ただちに医師に連絡すべきである．さらに，本法により採取した便では便の外観が観察できないこと，採取できる便の量が少量であることなどの欠点も存在する．採取便量が少ない場合は，検査結果が陰性となりうる可能性がある（偽陰性）．

表 5-B2-e-2　綿棒を用いた肛門からの便採取を行わないことが望ましいと思われる場合

① 挿入前にもかかわらず肛門から出血している場合
② 肛門裂傷がある場合
③ 変形のため肛門開口部位が確認できない場合
④ 患者が本法による便採取を拒否した場合
⑤ 挿入手技に自信がない場合

表 5-B2-e-3　綿棒を用いた肛門からの便採取を途中で中止することが望ましいと思われる場合

① 挿入に際し抵抗を感じた場合
② 挿入中に痛みを訴え出した場合
③ 挿入に際し出血した場合

　患者が感染病原体の保有者であれば，**二次感染防止**に注意しなければならない．糞便に感染病原体が含まれていた場合には，手袋を着用したとしても検査者の手指に微量の便が付着し，それを偶然に経口的に摂取することで検査者が感染する可能性がある．最初に検体採取を行う場合は病原体の有無が不明であるため，少量の病原体でも感染が成立するいわゆる感染力が強い病原体であることを想定して行う必要がある．少量で感染が成立する病原体（感染力が強い病原体）として，細菌では腸管出血性大腸菌 O157 や赤痢菌，ウイルスではノロウイルスがよく知られている．二次感染を防止するには，本行為に際し手袋を着用し，終了後は手袋を脱いだ後に手洗いを励行する．さらに，糞便採取中の突然の放屁や下痢で病原体が一時的に散布される可能性があり，その際の吸入による感染を防止する目的でサージカルマスク（場合によっては N95 マスク）の着用が勧められる．また，周囲環境が便で汚染されることを避けるため，液体吸着シートなどの上に患者の臀部を置き，本法による便採取を行うようにする．

　細菌培養検査目的で本法により便を採取する際には，抗菌薬投与前に採取を行う必要がある．抗菌薬が投与された後では，細菌性の感染性腸炎であっても細菌が検出されなくなることが多い．本法で便を採取する以外にカップで自然排便した便を採取する方法であっても，細菌培養検査に供する場合には，抗菌薬投与前の便を採取することは同じである．

 二次感染

本項では，ある病原体が感染者から別の人に感染することをいう．「二次感染防止」とは，病原体が感染者から他の人へ感染することを防止する意味で使用している．

 抗菌薬

細菌に障害を示す物質のことで，抗生物質と同じ意味で使用されることも多い．抗菌薬のうち，本来は微生物から作られたものを抗生物質とよんでいたが，現在は化学的に合成されたものも抗生物質として扱っている．抗菌薬は抗生物質を含め，細菌感染症の治療に使用される薬剤を指す用語であると考えてよい．

C タスク・シフト／シェア

C-1 採血に伴う静脈路確保
（電解質輸液の注入を含む）

手技については，最新臨床検査学講座［別冊PDF］にて解説する（目次のURL／QRコード参照）．

1 概要

2021年（令和3年）5月，「良質かつ適切な医療を効率的に提供する体制の確保を推進するための医療法等の一部を改正する法律」の成立により，臨床検査技師等に関する法律の一部が改正され，臨床検査技師が実施可能な業務が追加された．そのうちの一つが「採血を行う際に静脈路を確保し，当該静脈路に接続されたチューブにヘパリン加生理食塩水を充填する行為，および当該静脈路に点滴装置を接続する行為（電解質輸液の点滴を実施するためのものに限る．）」であり，本項ではこれについて解説する．

外来や病棟で臨床検査技師が，従来の業務である採血に伴って静脈路確保もできるようになることで，医師・看護師の負担が軽減される．ただし，「採血を行うこと」が前提であり，採血を伴わない単独の静脈路確保，輸液投入量の調節，ヘパリン加生理食塩水または電解質輸液以外の薬液注入は，業務を逸脱したものとなることに注意が必要である．

静脈路確保に用いる針には，**翼状針**と**静脈留置針**の2種類がある．前者は採血にも用いられることが多く臨床検査技師は取り扱いに慣れているが，後者はこれまで医師，看護師，救急救命士に使用が限られており，手技習得にあたっては熟練を要する．

2 患者への配慮

手技に入る前に以下のことを確認する．①～⑤は静脈採血前の確認事項と同じである．

①**本人であること**：患者に本人確認のためという目的を告げ，姓名ともに名前を名乗ってもらう．採血管ラベルおよび電解質輸液バッグ上に記載してある姓名を声に出して，患者の言った姓名と照合する．

②**アレルギーの有無**〔アルコール，ラテックス（天然ゴム）に対して〕

③**血管迷走神経反応（VVR）の既往**

④**利き手がどちらか**，また採血／点滴をしてほしくない場所

⑤**食事摂取の有無**

⑥**穿刺が禁忌となる疾患**：穿刺側の乳房切除の既往，透析のシャント造設，麻痺や，穿刺部位の皮膚疾患などがないか確認する．

・乳房切除術に伴う腋窩リンパ節郭清後の場合，同側の腕から採血を行うとリンパ浮腫や感染をきたすリスクがある．

・シャント造設側の腕を駆血すると，血流が途絶えシャント閉塞をきたすリスクがある．

リンパ浮腫

がんの治療部位に近い腕や脚などの皮膚の下に，リンパ管内に回収されなかったリンパ液がたまり，むくんだ状態になること．

・麻痺がある場合，麻痺側の自動運動が少ないため静脈灌流が悪く，浮腫をきたしやすい．また輸液が漏れても患者自身が異常を自覚できない可能性が高い．

⑦その他：静脈路の抜針直後は，同一側の静脈路確保は避けることが望ましい．

3　注意点

1）起こりうる合併症

（1）カテーテル関連血流感染症（CRBSI）

CRBSIとは，血管内カテーテルに関連して発生した血流感染症である．中心静脈カテーテル関連が多いが，末梢静脈カテーテルでも起こりうる．感染経路は汚染された医療従事者の手，患者皮膚，輸液ルートや別の感染巣からの血行性播種であり，静脈路に沿って熱感，圧痛，発赤，腫脹，静脈索（静脈の走行に沿う硬結）などの静脈炎所見がみられる．免疫能が低下した患者では，敗血症も生じうる．

対応としては，すぐに輸液ラインを抜去し，局所の消毒と安静，必要に応じて抗菌薬の投与を行う．予防策として，手技前の手指消毒の徹底，静脈路接続の際に接続口に手を触れないこと，留置後72～96時間ごとの留置針入れ換えなどがあげられる．また，固定の際のドレッシング材の貼付では，刺入部が見えるようにする．

（2）空気塞栓

血管内に空気が混入し，血管内腔が閉塞された状態を指す．混入空気量が少量であれば医学上の問題となることは少ないが，大量に（10 mL以上）入った場合は肺塞栓のリスクとなる．また心臓に右→左シャントがある患者では，少量であっても動脈系に空気が移動し脳梗塞や心筋梗塞などのリスクとなるため注意する．

予防策として，輸液ルート準備時にルート内に空気が入らないよう生理食塩水または輸液で満たしておき，またクレンメを閉じておく．接続時にもルート内に空気が入らないよう注意し，万が一混入した場合には清潔なシリンジを接続して吸引回収する．

2）ヘパリンロックと生食ロック

血管内に針を留置すると，異物である針先端部分に血小板が集まり，凝固してカテーテル内を閉塞させる．すぐに輸液ラインを接続しない場合には，生理食塩水，または抗凝固薬であるヘパリンを加えた生理食塩水（10単位/mLまたは100単位/mL）を注入し，シリンジ接続部より患者側の三方活栓を閉鎖する（閉鎖式コネクタのシュアプラグ®などではシリンジを抜くだけで可）ことにより閉塞を予防できる．これを**ロック**とよぶ．かつてはヘパリン加生理食塩水が主に用いられてきたが，ヘパリン起因性血小板減少症や易出血性，播種性血管

ドレッシング材

創における湿潤環境形成を目的とした近代的な創傷被覆材をいい，従来のガーゼは除く．ポリウレタン，親水性メンブレン，ハイドロコロイド，親水性ファイバーなどが使用されている．

ルート

体外から血管内へのアクセスのことで，一般には（点滴の）管を指す．「ライン」と同義．点滴などのために血管に針を刺すことを「ルートを取る」，「ルートの確保」などという．点滴の管の途中に付属している車輪のような丸い部品を「クレンメ」といい，移動させることで管を押し潰し，点滴の速度調節に用いられる．

その他の合併症として皮下血腫，神経損傷，血管迷走神経反応（VVR），針刺し事故がある（本章の「B-1採血」を参照）．

三方活栓

主に輸液療法の際に，薬液の流路を調節するために使用する．輸液セットやカテーテル・チューブなどに取り付けて薬剤の混入を行う．たとえば輸液Aと輸液Bを患者へ投与する際に，三方活栓を用いて混液を作製したり，流路調整を行う．

内凝固などにおいては禁忌となること，薬剤によっては配合不適により沈殿物を生じうること，生理食塩水よりもカテーテル閉塞率が低いという明らかな根拠がないことなどから，最近では生理食塩水によるロックが選択されることが多い．

3) 電解質輸液

　輸液製剤は，目的により電解質輸液，栄養輸液，膠質液の3つに分けられる．静脈路確保のために臨床検査技師が接続可能なのは電解質輸液のみであり，本項では電解質輸液について述べる．

　電解質輸液は血漿に対して浸透圧比1以下の輸液であり，晶質液ともいう．電解質輸液には以下のような種類がある．

　①生理食塩水（生食）：0.9%のNaClが含まれており，浸透圧は308 mOsm/Lで血漿浸透圧に近いため，生理食塩水とよばれる．配合禁忌が少なく，輸血と混注しても溶血の可能性が少ない．

　②乳酸／酢酸／重炭酸リンゲル液：生理食塩液にK$^+$とCa^{2+}を添加して細胞外液の電解質組成に近づけたリンゲル液に，アルカリ化剤として乳酸／酢酸／HCO$_3^-$を加えたもの．

　③5%ブドウ糖液：浸透圧は278 mOsm/Lで，血漿浸透圧に近い．

　④1号液：生食：5%ブドウ糖液を約1：1に混合したもの．

　⑤3号液：生食：5%ブドウ糖液を約1：3に混合したものにK$^+$，HCO$_3^-$を加えたもの．維持液ともよばれる．

C-2 | 静脈路への成分採血装置の接続並びに操作

手技については，最新臨床検査学講座［別冊 PDF］にて解説する（目次の URL／QR コード参照）．

1 概要

前項「C-1 採血に伴う静脈路確保（電解質輸液の注入を含む）」と同様に，2021 年（令和 3 年）5 月の臨床検査技師等に関する法律の一部改正に伴い，臨床検査技師の業務に「採血を行う際に静脈路を確保し，当該静脈路に血液成分採血装置を接続する行為，当該血液成分採血装置を操作する行為並びに当該血液成分採血装置の操作が終了した後に抜針及び止血を行う行為」が追加された．

2 成分採血（アフェレーシス）

アフェレーシス（apheresis）は，「分離」を意味するギリシャ語に由来する．現在では，血液を体外循環によって血漿成分と血球成分に分離したうえで，輸血や造血幹細胞移植，免疫細胞療法などの細胞治療において自己または健常ドナーから必要な血液成分を採取すること，あるいは患者血液から病因物質を除去する治療を指す．これらを行うにあたって，成分採血装置が用いられる．

血液成分の採取には，血液を遠心分離して比重別に血漿—血小板—白血球—赤血球の各成分に分離する「遠心分離法」が用いられることが多い．一方，病因物質を除去する透析・血漿交換などの治療には，微小な孔（ポア）を有する中空糸型の膜により血漿と血球成分を分離する「膜分離法」の成分採血装置が使用されることが多い．

今回の法改正で臨床検査技師が実施可能となったのは，「採血を行う際に」という限定がつくため，前者の血液成分の採取のために行われるアフェレーシスが対象であると考えられ，本項ではこれについて解説する．

1）臨床検査技師が実施可能な成分採血の種類

（1）末梢血幹細胞採取

悪性腫瘍疾患において，大量化学療法などからなる移植前処置の後，廃絶した骨髄機能を補完するために，事前に採取した造血幹細胞を点滴で血管内に輸注するのが**造血幹細胞移植**である．造血幹細胞は通常末梢血にはほとんど存在しないが，顆粒球コロニー形成刺激因子（G-CSF）投与後や化学療法後の造血回復期には末梢血に出現する．これを採取し移植する治療を**末梢血幹細胞移植**とよぶ．

（2）献血時のアフェレーシス

日本赤十字社血液事業における成分献血で行われる**血小板アフェレーシス，血漿アフェレーシス**が該当する．成分採血装置を使用して遠心分離で血小板や血漿成分だけを採取し，赤血球などの残りの成分を再び献血者の体内に戻す方法である．単一の穿刺部から採血と返血を行う間欠採取方式（シングルニードル法）と，採血用・返血用それぞれ穿刺して回路を接続する連続採取方式（ダ

 造血幹細胞

造血幹細胞は自己複製能と分化能をもつ未分化多能性細胞で，血小板，白血球，赤血球などのすべての血液細胞の起源となる．フローサイトメトリで CD34 陽性であるとされ，骨髄や臍帯血中に少数存在する．

G-CSF : granulocyte colony stimulating factor

ブルニードル法）に分類される.

（3）その他

ドナーリンパ球輸注療法（DLI）や，CAR-T 細胞療法などでもアフェレーシスが行われる.

DLI : donor lymphocyte infusion

CAR-T : chimeric antigen receptor-T cell

2）末梢血幹細胞採取の方法

実際に臨床検査技師が携わることが多いと考えられる，末梢血幹細胞採取の原理と方法について詳述する.

短時間で多くの血球成分を採取できる，両腕式連続血球分離装置が用いられる（**図 5-C2-1**）．これは持続的に一定量の血液を回路内に誘導し循環させ，回路内の分離チェンバー部分を回転させる．遠心分離により赤血球層と血漿成分の間に白血球と血小板からなる Buffy coat が形成され（**図 5-C2-2**），幹細胞が含まれる単核球（MNC）の層を選択的に回収バッグに採血する．この際，少量の血小板，顆粒球，赤血球も一緒に採取される．残りの血液成分は連続的に回路から返血ラインに戻される．現在，国内で採用されているのはテルモ BCT 社製 Spectra Optia® と，フレゼニウス社製 COM.TEC® の 2 機種である.

MNC : mononuclear cell

処理血液量は 150〜250 mL/kg が一般的で，血流速度はおおむね 40〜80 mL/分,所要時間は約 3〜4 時間である．回路内では抗凝固液である ACD–A 液が全血 8〜12 mL あたり 1 mL 混合される．採取する CD34 陽性細胞数は 2×10^6 個/kg（レシピエント体重）以上を目標とし，目標に達しない場合には 2 日間連続で採取を行うこともある.

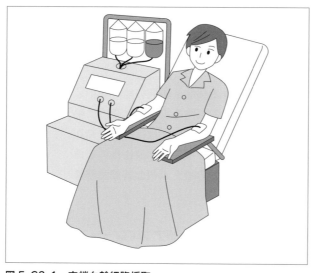

図 5-C2-1　末梢血幹細胞採取

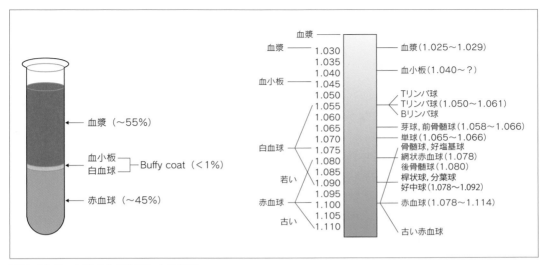

図 5-C2-2　血液成分の比重による分画

(大戸 斉, 室井一男編：末梢血幹細胞採取と成分採血—医師と看護師によるアフェレーシスの理解と実践. p13, 医薬ジャーナル社, 2011)

3　患者／ドナーへの配慮

1）開始前の確認事項

以下の①～⑤は静脈採血と同様の確認事項である.

①本人であること

②アレルギーの有無（ポビドンヨード, アルコール, ラテックスに対して）

③血管迷走神経反応（VVR）の既往

④採血をしてほしくない場所

⑤穿刺が禁忌となる疾患

⑥トイレを済ませているか, 水分を摂取しているか：脱水傾向では VVR を
きたすリスクが高まることが知られている.

⑦寒さや暑さを感じないか：成分採血中は血液が体外循環で冷却される分,
体温の低下をきたすことが多い. 室温管理や電気毛布などで体温の調整を
行う.

2）開始後の注意事項

（1）患者／ドナーのニーズに合わせた対応

採血中は体動制限を強いられることから, 水分摂取補助などの介助を行う.
また採取中の患者／ドナーは不安を感じることも多い. 不安や緊張は VVR の
誘因ともなりうることから, テレビの使用や声掛けなどにより緊張をほぐす工
夫を行う.

（2）床上排泄の援助

プライバシーの保護と羞恥心への配慮に努める. 状況に応じて一時的に回路
を外し, トイレへ移動することも可能である.

3）終了後の注意事項

起立時や移乗時に立ちくらみをきたすことがあるので注意深く観察し，介助を行う．

4 注意点

以下にアフェレーシスにおいて起こりうる主な合併症を述べる．

1）血管迷走神経反応（VVR）

最も頻度が高い合併症で，穿刺時や体外循環実施中に，血管拡張による血圧低下と迷走神経の興奮による徐脈を主症状とする．日本赤十字社血液センターの報告では，献血時1.4％に発生するとされる．必ずみられる所見として血圧低下と徐脈があり，軽症では気分不快，顔面蒼白，あくび，冷汗，悪心，めまいなどを，重症では意識喪失，嘔吐，痙攣，尿失禁などをきたす．軽症の場合は採血速度をゆるめ，重症の場合は速やかに採血を中止する．

2）クエン酸中毒（低Ca血症）

成分採血装置回路内の抗凝固液として用いられるACD-A液はクエン酸Naを主成分とし，Ca^{2+}イオンを捕捉して抗凝固作用を発揮する．その結果，血中Ca濃度が低下し，しびれ感，テタニー（手指の不随意な筋収縮），痙攣，心電図異常（QT延長），不整脈などを起こしうる．

予防策として，グルコン酸カルシウム水和物の持続投与を行い，必要に応じてACD-A液流量を低下させる．改善がみられない場合には採血を中止し，速やかに医師に報告する．手技中は心電図の持続監視を怠らない．

3）血小板減少

アフェレーシスの際に血小板も一部除去されることから，末梢血幹細胞採取後には血小板の減少が高頻度（50％以上）にみられ，また$50,000/\mu L$未満の高度の減少も5％前後にみられる．このため末梢血幹細胞採取後には必ず血小板数をチェックする．

4）その他

その他の合併症として，神経損傷，動脈損傷，皮下血腫，空気塞栓，針刺し事故，カテーテル関連血流感染症（CRBSI）などがある．本章の「B-1 採血」および「C-1 採血に伴う静脈路確保（電解質輸液の注入を含む）」を参照のこと．

移乗

ベッドから車椅子へ，車椅子から椅子や便座，浴槽などへ乗り移ること．トランス，トランスファーともいわれる．

ACD-A液

A（クエン酸水和物／pH維持），C（クエン酸Na／抗凝固剤），D（ブドウ糖／栄養）を含む血液保存液．

C-3 運動誘発電位検査・体性感覚誘発電位検査に係る電極装着（針電極含む）・脱着

運動誘発電位検査と体性感覚誘発電位検査は，日常検査の場合，皮膚の上に表面電極を装着して検査するのが通常で，これまでも臨床検査技師が行うことは可能であった．一方，術中モニタリング（後述）における刺激や記録は，表面電極でも可能ではあるが，針電極を皮下に刺入して行われることが多い．臨床検査技師が針電極を刺入することはかつて法律で認められていなかったため，針電極の装着は医師が行っていたが，臨床検査技師等に関する法律の一部が改正され，施行された2021年（令和3年）10月1日から臨床検査技師も行うことが可能となった．針電極の皮下への刺入は，重大な合併症につながるような構造物が皮膚直下にほぼないことから比較的安全な操作ではあるが，注意すべき点はいくつかあるため，本行為を行う前に関連する知識を十分に習得しておかなければならない．

1　概要

運動誘発電位検査と体性感覚誘発電位検査は，いずれも中枢神経（脳・脊髄）と末梢神経の両方を含めた神経機能を評価するための検査である．

運動誘発電位検査は運動系の検査で，磁気刺激装置や電気刺激装置を用いて頭蓋骨の外から大脳の一次運動野を刺激し，それによって手足などの筋肉に誘発される電気的な反応（**運動誘発電位**, motor evoked potential；MEP）を皮膚の上あるいは皮下で記録する．この検査では，一次運動野に発する一次運動ニューロン（上位運動ニューロンともいう）から脊髄前角にある二次運動ニューロン（下位運動ニューロンともいう）を経て骨格筋に至るまでの状態を知ることができる．

一方，体性感覚誘発電位検査は感覚系の検査で，手関節部や足関節部などで末梢神経（通常，上肢は正中神経や尺骨神経，下肢は脛骨神経）を皮膚の上から電気刺激し，それによって誘発される末梢神経や脊髄，脳幹，大脳皮質感覚野の電気的な反応（**体性感覚誘発電位**, somatosensory evoked potential；SEP）を皮膚の上あるいは皮下で記録する．これにより末梢感覚神経から脊髄後索，内側毛帯，視床を経て大脳皮質感覚野に至るまでの状態を知ることができる．

これらの検査は，疾患の診断や病状の評価などを目的に日常検査として行われているが，脳・脊髄・脊椎の手術中やこれらへの血流に影響しうる血管を手術している時にも行われる（**術中モニタリング**）．その目的は，これらの検査で運動系・感覚系の神経機能を適時監視しながら手術を進めることで手術操作による神経損傷を最小限にして，神経機能をできるかぎり温存するためである．神経機能低下の徴候を認めた場合は，検査者が速やかに手術医などに報告することで，神経障害を回避すべく対応がなされる．

手技については，最新臨床検査学講座［別冊PDF］にて解説する（目次のURL／QRコード参照）．

 表面電極と針電極

手術中に電極がずれたり脱落してしまうとモニタリングに支障をきたしてしまうが，手術中に電極を装着し直すことは困難なため，電極の固定は重要である．表面電極よりも固定しやすく安定した記録ができることが，術中モニタリングで針電極が好まれる理由の一つである．

 業務範囲の拡大と指定講習会の受講

次の者はあらかじめ厚生労働大臣が指定する研修を受けなければならない．
・令和6年（2024年）4月1日以前に臨床検査技師の免許を受けた者
・同日以前に臨床検査技師国家試験に合格し同日以後に免許を受けた者
・令和3年度（2021年度）までに臨床検査技師養成課程の履修を開始し令和6年度（2024年度）の臨床検査技師国家試験の受験を出願する者

 術中モニタリング

術中モニタリングでは脳や脊髄を直接刺激したり，あるいはそこから反応を記録したりする場合もある．ただし，その場合の電極設置や脱着はもちろん医師が行う．

2 患者への配慮

針電極を使う術中モニタリングでは，麻酔後に電極を装着することが普通なので，装着時に患者にするべき配慮は特にない．ただし，電極装着の準備（装着部位を皮膚にマジックなどであらかじめマークするなど）を麻酔前から患者に対して行う場合は，手術で不安を抱えている患者がさらに不安にならないよう，行為の前に患者に優しく声をかけ，これから何を行うか伝えるなど，適切な会話を心掛ける．

3 注意点

電極装着における禁忌は特にないが，創傷部や手術する部位への装着は避ける．針電極の装着では，**感染**と**出血**に注意しなければならない．感染対策のため，穿刺部の皮膚を消毒用アルコールなどで消毒してから電極を刺入する．なお，アルコールへの**過敏症**がある場合には，グルコン酸クロルヘキシジンなど他の消毒薬を使用するが，消毒薬に対する過敏症の有無や，過敏症がある場合にはそれがどの消毒薬かを事前に確認しておく必要がある．

出血については，針電極の針は細く皮下までの刺入であるため大出血につながることは通常ないが，皮膚直下を血管が明らかに走行している場合はその部位への穿刺を避け，少しずらして刺入するなど血管を傷つけないよう工夫する．電極装着後は，皮下血腫により刺入部が腫れてきていないかどうか確認することも大事である．電極の脱着後は，針が刺入されていた部位から出血がないかを確認し，必要に応じて圧迫するなどしっかりと止血する．大血管の手術では抗凝固薬を使用するため血液が固まりにくいので特に注意が必要である．

針電極を脱着する時は**針刺し事故**に十分注意する．患者に留置されていた針電極を自身に誤って刺してしまわないよう手袋を装着して慎重に行う．また，脱着され針先の露出した針電極は自分だけでなく周囲の者にとっても危険なので，脱着後は放置することなく速やかに指定の場所に廃棄しなければならない．もしも針刺し事故を起こしてしまった場合は，初期対応としてただちに傷口から血液を絞り出し，流水でよく洗い流した後，2次感染予防のためポビドンヨード液あるいは消毒用エタノールで消毒する．その後，事故について担当責任者に報告し，以後の対応について指示を仰ぐ．

C-4 超音波検査における静脈路からの造影剤注入

1 概要

　タスク・シフト／シェアに伴い，臨床検査技師等に関する法律の一部が改正され，「超音波検査のために静脈路に造影剤注入装置を接続する行為，造影剤を投与するために当該造影剤注入装置を操作する行為並びに当該造影剤の投与が終了した後に抜針及び止血を行う行為」を臨床検査技師も行うことが可能になった．よって，超音波造影剤の特性や造影検査の適応・合併症などを理解し，手技を身につける必要がある．

　超音波造影剤（**ソナゾイド**®：**写真 5-C4-1**）は，マイクロバブル（微小気泡）を卵黄由来の成分で内包した薬剤である．マイクロバブルは超音波を効率よく反射するため，超音波造影剤として用いられる．造影超音波検査の適応は，肝腫瘤や乳腺腫瘤の質的診断である．また，**肝がんのラジオ波焼灼術（RFA）**の支援として用いられることも多い（**写真 5-C4-2**）．

2 患者への配慮

　静脈確保のための穿刺時（18〜22 G の翼状針または留置針推奨）には疼痛軽減に努め，必ず逆血を確認し，確実に留置されていることを確かめる．また，造影剤注入時の漏出の有無を詳細に確認し，患者の状態の変化にも気を使うべきである．抜針・止血においては，出血がないことを十分に観察することが重要となる．

手技については，最新臨床検査学講座［別冊 PDF］にて解説する（目次の URL／QR コード参照）．

ソナゾイド®
ソナゾイド®注射用は，ペルフルブタンガス（C_4F_{10}）を，水素添加卵黄ホスファチジルセリンナトリウム（H-EPSNa）のシェルで内包化した超音波造影剤である．

超音波の反射については最新臨床検査学講座「生理機能検査学」第6章 A「a. 超音波検査の基礎」参照．

ラジオ波焼灼術（RFA：radiofrequency ablation）
超音波検査装置を用いて電極針を腫瘍内に挿入し，ラジオ波とよばれる 450 kHz ほどの高周波電流を通電させ，腫瘍を焼灼して壊死に至らしめる手法．肝がんの標準的な治療法として位置づけられている．

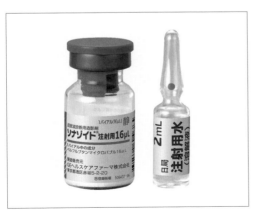

写真 5-C4-1　超音波造影剤（ソナゾイド®**）**
（画像提供：GE ヘルスケアファーマ社）

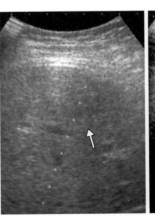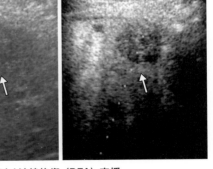

写真 5-C4-2　ラジオ波焼灼術（RFA）支援
左：造影前，右：ソナゾイド®造影後（クッパー相）．
造影により肝腫瘍の輪郭が明瞭となり，安全かつ的確な RFA が可能になる．

3　注意点

　超音波造影剤は，卵黄成分が使用されているため，卵または卵製品にアレルギーのある患者には使用できない．副作用に発疹，頭痛，下痢などがあるが，頻度はかなり低い．過去に重篤な合併症の報告はなく，安全性の高い造影剤として周知されている．

　造影超音波検査は，造影 CT 検査や造影 MRI 検査が禁忌となる喘息や腎機能障害患者に使用できる利点がある．

C-5 直腸肛門機能検査

手技については，最新臨床検査学講座［別冊 PDF］にて解説する（目次の URL／QR コード参照）．

1 概要

　直腸肛門機能検査（以下，本検査）は，排便障害の専門的診療に不可欠な検査であるが，従来は臨床検査技師が独立して実施することが認められておらず，それが排便障害診療の普及を妨げる一因となっていた．しかし，臨床検査技師等に関する法律の一部が改正され，2021 年 10 月 1 日より，医師の指示に基づいて臨床検査技師が独立して本検査を施行できるようになった．本検査を施行する臨床検査技師は，「タスク・シフト／シェアに関する厚生労働大臣指定講習会」（以下，講習会）を受講する必要があり，2022 年現在，全国で講習会が開催されている．

　本検査のうち保険収載されている検査は表 5-C5-1 に示す 5 項目であるが，本項では，講習会で扱う「ア 直腸肛門内圧測定」としての肛門内圧検査，「イ 直腸感覚検査」としての直腸バルーン感覚検査，「エ 直腸肛門反射検査」の 3 項目に関して解説する．

　肛門内圧検査は，内圧測定装置を用いて肛門管の内圧を測定する検査，直腸バルーン感覚検査は，直腸バルーンを用いて直腸感覚能・容量・コンプライアンス（伸展性）などを評価する検査，直腸肛門反射検査は，内圧測定装置と直腸バルーンを用いて直腸肛門興奮反射と抑制反射の有無を評価する検査である．これらの検査の目的は表 5-C5-2 に示すとおりであるが, 便失禁の原因は,

表 5-C5-1　保険収載されている直腸肛門機能検査

ア 直腸肛門内圧測定
イ 直腸感覚検査
ウ 直腸コンプライアンス検査
エ 直腸肛門反射検査
オ 排出能力検査

診療報酬は，上記検査のうち 1 項目を行った場合は 800 点，2 項目以上を行った場合は 1,200 点で，月に 1 回だけ算定できる．

表 5-C5-2　肛門内圧検査・直腸バルーン感覚検査・直腸肛門反射検査の目的

肛門内圧検査の目的
・便失禁の原因に肛門括約筋障害が関与しているかの診断
・便失禁の原因に肛門括約筋障害が関与している場合，どの肛門括約筋が障害されているかの診断
・肛門疾患（裂肛，痔瘻）や直腸がんに対する手術において，手術前後の肛門機能の評価

直腸バルーン感覚検査の目的
・便失禁や便秘の原因として，直腸知覚過敏や直腸知覚低下が関与しているかどうかの評価
・直腸がん術後や巨大直腸症などにおける，直腸容量低下や直腸容量過大の評価

直腸肛門反射検査の目的
・仙骨神経や陰部神経の障害が疑われる場合に，直腸肛門興奮反射が存在するかどうかの評価
・ヒルシュスプルング病が疑われる場合に，直腸肛門抑制反射が存在するかどうかの評価

ヒルシュスプルング（Hirschsprung）病
消化管の蠕動の役割を果たすために必要な神経細胞が，肛門から連続して欠如するために，その範囲の消化管の運動が起こらず，腸閉塞をきたす疾患．年間約 200 人が発症し，男性に多い．

肛門括約筋機能や直腸感覚のみならず，便性状，結腸機能，認知・行動機能も関与する．したがって便失禁の診断においては，症状や病歴に関する問診および身体診察による臨床的評価，直腸肛門機能検査による機能評価，肛門管超音波検査などによる構造評価の三位一体で評価することが重要である．

2　患者への配慮

　肛門部という通常は他人に見せない部分の検査であるため，患者が羞恥心を感じるのは当然である．また自分では見えない部分の検査であるだけに，不安感や恐怖心を感じることもあり，人によっては屈辱感すら感じる可能性もある．検査前や検査時には，このような患者の心理を理解して配慮する必要があり，特に女性など羞恥心の強い方ではさらなる配慮が必要である．

　このような不安感や恐怖心を和らげるためには，検査の目的・意義と方法を事前に十分に説明して理解を得ておくことが重要である．これは本来，医師の役割であるが，もしも検査前に，患者の理解が十分でないと思われる場合は，簡単でよいので臨床検査技師も検査の目的・意義と方法を患者に説明すると，患者の不安感，恐怖心，羞恥心などが軽減され，検査を円滑に行ううえで有用である．

　検査は，個室もしくはカーテンで仕切られたプライバシーが守られた検査室で行い，窓やドアは閉めて，外からみられることのないように配慮する．羞恥心を軽減するために，検査用の穴あきパンツをはいてもらったうえで，検査に支障のない範囲で下半身にバスタオルをかける．検査は，患者の性別にかかわりなく，原則として検査者と介助者の2名で行う．特に患者が女性の場合は，女性の臨床検査技師が検査を行うことが望ましいが，やむをえず男性が検査を行う場合は，必ず女性の医療従事者に介助者の役割を担ってもらう．

3　注意点

　患者の安全管理のために留意すべき点を以下に述べる．

1）カテーテルやバルーン挿入前の確認事項

　①検査前の少なくとも1年以内に，医師による直腸肛門診が行われ，安全に本検査の施行が可能であることを，検査申込書，診療録，患者からの問診などで確認する．

　②医師による直腸肛門診から検査までの間に，直腸や肛門の手術を受けていないことを，検査申込書，診療録，患者からの問診などで確認する．

　③上記①または②が確認できない場合は，医師に検査施行の可否を改めて確認する．

　④検査後に出血が生じた場合は検査前と比較する必要があるので，検査前に「最近の肛門からの出血や血便の有無」を確認する．

2) カテーテルやバルーン挿入時の注意点

①挿入時には，局所麻酔剤（キシロカインなど）を含まないゼリーを潤滑剤としてカテーテルやバルーンに塗布する．

②女性では，肛門会陰部に，肛門以外に腟口が存在するので，誤って腟に挿入しないように注意する．

③肛門がわかりづらい場合は，患者に「少し指で押しますね」と声をかけた後，挿入部の肛門と思われる部位を示指で軽く押して，示指の爪先程度が挿入できる肛門管が存在することを確認する．

④上記③で肛門がわかりづらい場合でも，それより深くは指を挿入しない．示指の第1関節まで挿入すると，肛門が拡張して検査結果に影響する可能性がある．示指を深く挿入しなければ肛門自体やカテーテルを進めるべき方向が確認できない場合は，医師に相談する．

潤滑剤

局所麻酔剤を含むゼリーを使用すると，麻酔剤の肛門への影響で正確な検査結果を得られない可能性がある．

3) カテーテルやバルーンの挿入が困難な原因

①挿入困難の原因としては，肛門の変形や直腸・肛門狭窄がある．

・肛門が変形していると，挿入する肛門の穴がわかりづらい．

・直腸・肛門に狭窄があると，挿入時の抵抗が強くなる．挿入が困難または不可能な場合に無理に挿入すると直腸・肛門損傷の危険性があるので，無理に挿入せず医師に相談する．

②肛門変形や直腸肛門狭窄をきたす主な病態・基礎疾患としては，内痔核・痔瘻・裂肛などの肛門疾患の術後，痔瘻などの肛門部病変を有するCrohn病，経腟分娩時に会陰裂傷を生じた経産婦，直腸手術後などがある．

4) 禁忌疾患および合併症と緊急時対応

(1) 禁忌

①肛門内圧検査

肛門内圧検査のカテーテルは直径5mm程度と細いので，肛門から排便が可能な患者では基本的に検査の禁忌疾患は存在せず，検査の適応があれば施行可能である．

②直腸バルーン感覚検査

・脱気したバルーンも通過しないほどの肛門狭窄は禁忌である．

・挿入にかなりの痛みを伴う肛門狭窄や裂肛は，相対的禁忌である．

・直腸の手術後3か月以内で，バルーン膨張部位に吻合部が存在する場合は，バルーン膨張により縫合不全や腸管穿孔を誘発する危険性があるので，相対的禁忌である．

(2) 合併症と対応

本検査におけるカテーテル挿入や直腸バルーン膨張によって生じうる合併症は，直腸粘膜損傷，出血，直腸穿通・穿孔だけなので，ただちに生命にかかわる合併症が生じることはきわめてまれである．したがって，一次救命処置を要

する合併症が生じることはきわめてまれであるが，大量出血や直腸穿孔に対する治療が遅れると生命にかかわる場合があるので，それらが疑わしい場合は，ただちに医師に報告する必要がある．

①合併症の予防策
  ・カテーテルをゆっくり挿入し，抵抗を感じたらそれ以上挿入しない．
  ・バルーンはゆっくり膨張させ，通常よりも抵抗を感じたら膨張させない．

②合併症が発生した可能性がある場合の対応
  ・患者が痛みを訴えたら，カテーテルやバルーンを抜去する．
  ・抜去しても痛みが持続したら，医師に報告する．
  ・抜去したカテーテルやバルーンに血液が付着していたら，医師に報告する．

③患者が痛みを訴えないが，検査終了後に抜去したカテーテルやバルーンに少
  量の血液が付着していた場合の対応
  ・患者に，「便に少し血が付くかもしれませんが，少量であれば気にしないで
    ください．もし，手のひら一杯など大量の血液の塊が出たり，少量でも1
    週間など長く続いたりしたら，病院に連絡してください」と伝える．

C-6 | 持続皮下グルコース検査

手技については，最新臨床検査学講座［別冊 PDF］にて解説する（目次の URL／QR コード参照）．

「良質かつ適切な医療を効率的に提供する体制の確保を推進するための医療法等の一部を改正する法律」の成立により，臨床検査技師等に関する法律の一部が改正され，臨床検査技師の業務範囲が拡大された．その一つが「持続皮下グルコース検査」で，到達目標としては，①基礎原理，実施方法について説明できる，②測定器の構造と使用方法について説明できる，③患者の状態（認知機能，転倒転落の可能性などを含む）および心理的配慮について理解し，検査を行ううえで患者の状況にあった説明ができる，④合併症，禁忌事項，検査異常値，感染管理，医療安全対策およびこれらの緊急時対応について説明できる，⑤測定器の装着および取り外しが実施できる，⑥実技動画視聴，実技指導などがあげられている．

1 概要

糖尿病の治療において，血糖（グルコース）を良好にコントロールすることはきわめて重要である．インスリン治療中の糖尿病患者では，専用の穿刺器具を用いて指先から少量の血液をとり，専用の電極に吸引させ血糖を測定する「血糖自己測定（self monitoring of blood glucose；SMBG）」が用いられてきた（保険診療で可能）．しかし，SMBG で測定した血糖値はあくまでも「点」であり，持続的な血糖変動を示すことはできなかった（図 5-C6-1）．

しかし近年，多種多様の「持続血糖測定システム」機器が開発・販売され，血糖変動を「線」として可視化できるようになった（図 5-C6-1）．測定原理

血糖自己測定（SMBG）

SMBG 機器は，インスリンや GLP-1 の自己注射を行っている糖尿病患者で使用されている（注射の患者では保険適応が認められているが，経口血糖降下薬治療や食事療法の患者では実費負担）．指頭を穿刺し毛細血管全血で測定するため，ヘマトクリットで補正し血漿値に換算した値を表示している．そのため，ヘマトクリット値が高い場合には血糖が低値を示し，逆に低い場合には高値を示す．数値は，通常の静脈血と指頭毛細血管全血では毛細血管全血のほうが静脈血よりも高く，特に食後では 10～20 mg/dL の差が生じる．

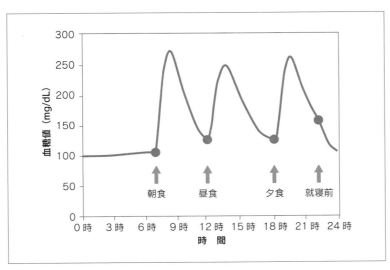

図 5-C6-1 食事と血糖値上昇の関係
SMBG で各食前の血糖値は良好（↑）にみえても，糖尿病患者では食後急激に血糖値が上昇する．そのため，血糖値の変動を正確に知るためには，SMBG による「点」の測定ではなく，持続皮下グルコース測定器による「線」の測定が有用である．

は，皮膚の組織間液中のブドウ糖濃度を測定し，それを血糖値に換算するものである．血糖値の変動が大きい場合や，血糖値とHbA1cが乖離している場合などに有効である．いずれの機器も針状のセンサー（あるいはトランスミッターなど，メーカーにより呼び名は異なる）を皮膚に刺し，1〜5分間隔で7〜14日間程度，24時間連続して血糖を測定することができる．

本項では，持続血糖測定システム機器のなかで高いシェアを占めているフリースタイル（FreeStyle）リブレ（以下，リブレ）をもとに，医療安全上の注意点を概説する．

2 注意点

1）患者の適応年齢と医療者側の条件

リブレは添付文書上は4歳以上の糖尿病患者で使用が可能である．「C150-7間歇スキャン式持続血糖測定器によるもの」の加算の取得に関しては，糖尿病の専門知識を有する医師の指導下で血糖管理を行うことが望ましいとされている．

2）8時間以内に必ずリーダーをかざすこと

リブレは，8時間以内にリーダーをセンサーにかざしてデータを取得しないと，それ以前のデータが上書きされてしまう．そのため，起床時や毎食前，就寝前には必ずリーダーでセンサーをスキャンするように指導する．

3）血糖値の乖離

リブレは，SMBGによる校正を必要としない簡便さが好まれているが，表示される血糖値が実際の血糖値と乖離がありうることを事前に説明しておく必要がある．他の持続血糖測定システム機器と違い，SMBGによる校正は不要であるが，センサー自体に低血糖や高血糖のアラート機能がないため，特に無自覚低血糖を発症しやすい患者に対しては，躊躇せず指先穿刺によるSMBGを実施し，血糖値を確認するよう指導しておかなければならない．

4）センサー接着によるトラブル

センサーの接着テープにより，まれに出血や接触皮膚炎を発症することがあるので，事前に皮膚の確認と十分な説明が必要である．写真5-C6-1にセンサーの接着テープによる接触皮膚炎像を示す．患者は，妊娠を契機に1型糖尿病と診断され，特記すべきアレルギー歴はなかったが，センサーを装着した半年後より膨隆発赤疹と色素沈着を発症（写真5-C6-1左）したため，いったん装着を中止した．しかし，本人の希望により翌年にセンサーを再装着したところ，掻痒感が出現し，センサーを剥がした時に発赤と水疱を形成していた（写真5-C6-1右）．皮膚科で治療後，異なる種類の接着テープのセンサーに変更後は，皮膚炎は再発していない．

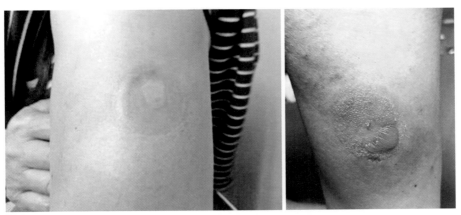

写真 5-C6-1　リブレのセンサーの接着テープによる接触皮膚炎像
1型糖尿病の41歳，女性．持続皮下グルコース検査のためにセンサーを装着したところ，半年後に膨隆発赤疹と色素沈着を発症（左）したため，いったん装着を中止した．翌年再装着したが，掻痒感の出現後にセンサーを剥がしたところ，発赤と水疱を形成していた（右）．

5) 他の機器との禁忌事項

　リブレは（他の持続血糖測定システム機器も同様に），**MRI 検査前に取り外さなければならない**．センサーは金属を含んでおり，MRI への吸着や故障，破損，火災などが起こるおそれがある．また，**ペースメーカー**などの埋め込み式の医療器具を使用している患者では，誤作動のおそれがあるため使用できない．

　なお，飛行機内では通常の電子機器と同様に，スキャンを行わないことが望ましいとされている．

C-7 | 喀痰の採取

☞ 第5章 B-2「b. 喀痰の採取」（p.82）を参照．

C-8 | 消化管内視鏡検査による組織検体の採取

☞ 第5章 B-2「d. 消化管内視鏡検査による組織検体の採取」（p.87）を参照．

参考文献

● 第2章
1) 大槻マミ太郎訳：誓い．ヒポクラテス全集　第1巻(小川鼎三編)．p580〜582, エンタプライズ, 1985.
2) 立木教夫, 足立智孝監訳：生命医学倫理．第5版, 麗澤大学出版会, 2009.
3) 赤林　朗, 蔵田伸雄, 児玉　聡監訳：臨床倫理学．第5版, 新興医学出版社, 2006.
4) 増井　徹：米国における医学研究推進に関する政策・倫理・法的側面についての調査．https://mbrdb. nibiohn.go.jp/kiban01/document/MooreCatalona_j.pdf
5) 町野　朔：患者の自己決定権と法．東京大学出版会, 1986.
6) 臨床検査を終了した既存試料（残余検体）の研究, 業務, 教育のための使用について—日本臨床検査医学会の見解—2021年改訂．日本臨床検査医学会誌, 69(10)：721〜732, 2021. https://www.jslm. org/committees/ethic/zanyokentai20211016.pdf

● 第3章
1) Lundberg GD：When to panic over abnormal values. *Med Lab Obs*, 4：47〜54, 1972.

● 第5章
B-1 採血
1) 三村邦裕, 鈴木敏惠, 宿谷賢一, 星　和夫：臨床検査学講座 臨床検査総論．第3版, 医歯薬出版, 2001.
2) 医歯薬出版編：これだけはやってはいけない 臨床検査禁忌・注意マニュアル：*Medical Technology*, 29(13)：1394〜1420, 2002.
3) 三輪史朗編：臨床検査技術全書　血液検査．p33〜42, 医学書院. 1972.
4) 渡辺清明：血液凝固検査．臨床病理, 103：139〜142, 1996.
5) Collection, Transport, and Processing of Blood Specimens for Testing Plasma-Based Coagulation Assays and Molecular Hemostasis Assays；Approved Guideline-Fifth Edition CLSI(H21-A5), vol. 28 No.5, 2008.
6) 日本臨床検査標準協議会／標準採血検討委員会：標準採血法ガイドライン(GP4-A3)．日本臨床検査標準協議会, 2019.
7) 濱崎直孝, 高木　康編：臨床検査の正しい仕方．宇宙堂八木書店, 2008.
C-1 採血に伴う静脈路確保（電解質輸液の注入を含む）
1) O'Grady, NP, et al.：Guidelines for the prevention of intravascular catheter-related infections. *Clin Infect Dis*, 52(9)：e162〜193, 2011.
C-2 静脈路への成分採血装置の接続並びに操作
1) 厚生労働省医薬・生活衛生局血液対策課：献血者の健康被害．令和元年度血液事業報．p20〜21, 2020.

索 引

【編者略歴】

諏 訪 部　章 （すわべ あきら）
1984 年　山形大学医学部卒業
1988 年　山形大学大学院医学研究科修了（呼吸器内科学）
同　年　米国デンバー・ナショナル・ジューイッシュ・センター（research fellow）
1991 年　山形大学医学部助手（臨床検査医学）
1994 年　山形大学医学部講師（臨床検査医学）
1997 年　山形大学医学部助教授（臨床検査医学）
2001 年　岩手医科大学医学部教授（臨床検査医学）
　　　　岩手医科大学附属病院中央臨床検査部部長
　　　　現在に至る　医学博士

高　木　康 （たかぎ やすし）
1976 年　昭和大学医学部卒業
1980 年　昭和大学医学部大学院修了（臨床病理学）
1982 年　昭和大学医学部講師（臨床病理学）
1984～86 年　米国スクリップス研究所（research fellow）
1986 年　昭和大学医学部助教授（臨床病理学）
2002 年　昭和大学病院臨床検査部長
2002 年　昭和大学医学部卒後臨床研修センター長
2003 年　昭和大学医学部教授（医学教育学）兼任
2011 年　昭和大学教育推進室長兼任
2016 年　昭和大学副学長
2017 年　昭和大学特任教授
2021 年　昭和大学名誉教授
　　　　現在に至る　医学博士

松　本　哲　哉 （まつもと てつや）
1987 年　長崎大学医学部卒業
同　年　長崎大学医学部附属病院第 2 内科入局
1993 年　長崎大学医学部大学院修了（臨床検査医学）
同　年　東邦大学医学部微生物学講座助手
2000 年　米国ハーバード大学ブリガム＆ウィメンズホスピタル，チャニング研究所（research fellow）
2004 年　東邦大学医学部微生物学講座講師
2005 年　東京医科大学微生物学講座主任教授
2007 年　東京医科大学病院感染制御部部長（2013 年まで兼任）
2016 年　東京医科大学茨城医療センター感染制御部部長（2017 年まで兼任）
2018 年　国際医療福祉大学医学部感染症学講座主任教授
2020 年　国際医療福祉大学成田病院感染制御部部長（兼任）
　　　　現在に至る　医学博士

最新臨床検査学講座
医療安全管理学　第2版　　　　　　　　ISBN978-4-263-22391-8

2016 年 3 月 10 日　　第 1 版第 1 刷発行
2022 年 1 月 10 日　　第 1 版第 8 刷発行
2023 年 3 月 10 日　　第 2 版第 1 刷発行
2024 年 2 月 15 日　　第 2 版第 2 刷発行

編集　諏　訪　部　　　章
　　　高　木　　　康
　　　松　本　哲　哉
発行者　白　石　泰　夫

発行所　医歯薬出版株式会社

〒113-8612　東京都文京区本駒込 1-7-10
TEL (03)5395-7620(編集)・7616(販売)
FAX (03)5395-7603(編集)・8563(販売)
https://www.ishiyaku.co.jp/
郵便振替番号　00190-5-13816

乱丁，落丁の際はお取り替えいたします　　　印刷・教文堂／製本・皆川製本所
© Ishiyaku Publishers, Inc., 2016, 2023. Printed in Japan